JEJUM INTERMITENTE PARA MULHERES COM MAIS DE 50 ANOS

Como perder peso e

Queimar gordura após a menopausa

com um Método Científico do

Metabolismo em 5 etapas e

Abrandamento do Envelhecimento

com Estratégias Fáceis

Carla Pereira

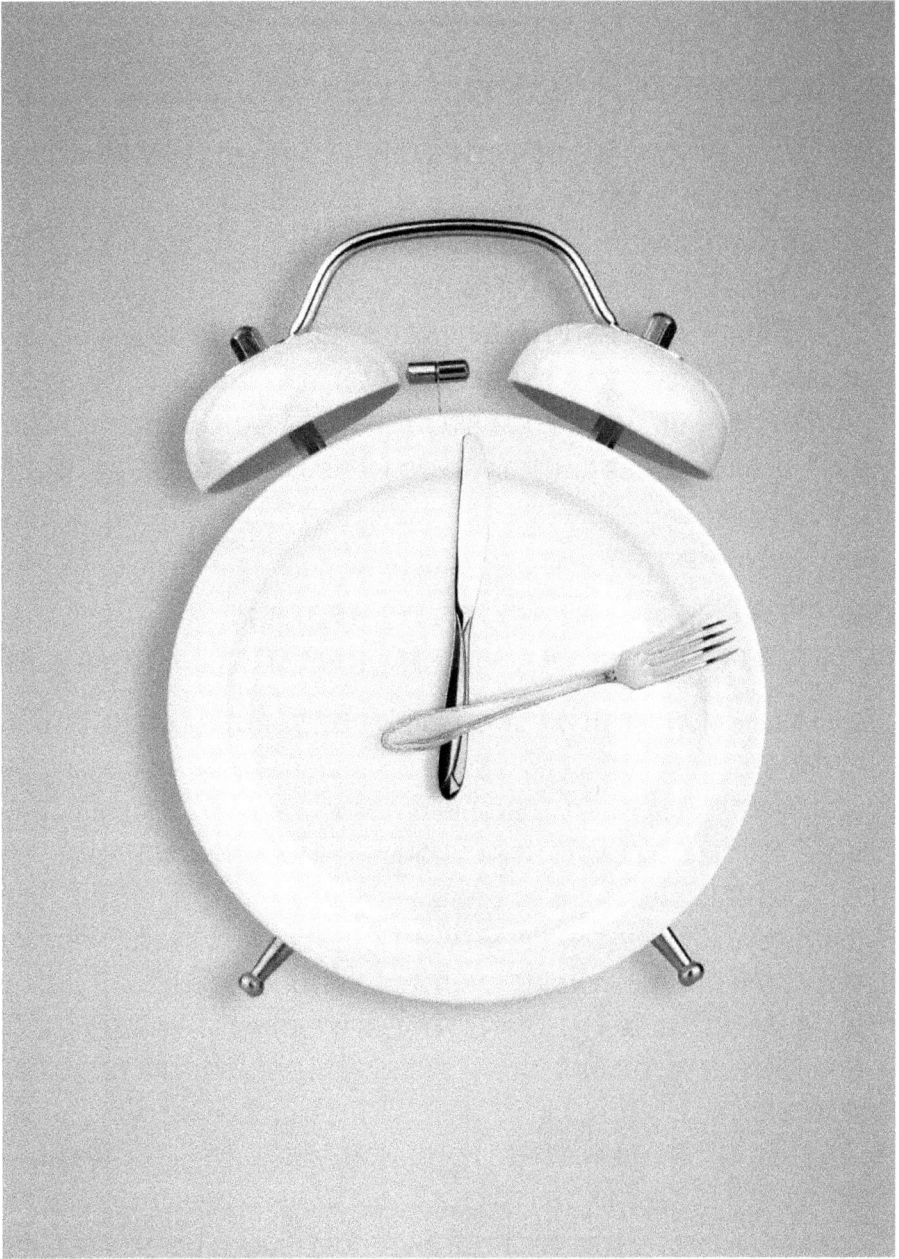

Índice

Introdução

O jejum intermitente é um dos fenómenos de saúde e bem-estar mais influentes do mundo neste momento. As pessoas utilizam-no para perder peso, fortalecer o seu bem-estar e aliviar as suas vidas.

O que é o jejum Intermitente? O jejum intermitente é uma forma de comer que alterna entre o jejum e os tempos de alimentação. Não lhe diz os alimentos a consumir, mas sim quando os pode comer. Desta forma, é mais correctamente definido como um estilo de comer do que uma dieta no senso comum. Os jejuns regulares de 24 horas ou 16 horas duas vezes por semana são duas práticas populares de jejum intermitente.

Os seres humanos praticam o jejum desde o início dos tempos. Supermercados, frigoríficos, e alimentos durante todo o ano não estavam disponíveis para os antigos caçadores-colectores. Não conseguiam encontrar nada para consumir. Como consequência, os seres humanos adaptaram-se para poderem sobreviver durante longos períodos sem comida.

O jejum tem sido observado desde há milhares de anos. Tem sido utilizado para aumentar a concentração, prolongar a vida, reduzir a doença de Alzheimer, prevenir a tolerância à insulina, e até mesmo inverter o fenómeno do envelhecimento.

SE podem ser alcançados de várias maneiras, mas muitas vezes incluem a separação do dia ou da semana através da alimentação e dos tempos de jejum.

Os métodos mais amplamente utilizados são os que se seguem:

- **A abordagem 16/8**. O procedimento Lean gain também significa faltar ao pequeno-almoço e reduzir a alimentação diária para 8 horas, tais como 13-9 horas. Depois disso, é rápido durante 16 horas.

- **Eat-Stop-Eat**: Isto significa jejum de 24 horas uma, talvez duas vezes por semana, tal como não alimentar o jantar de um dia para o outro.

- **A dieta 5:2:** Em dois dias não - consecutivos da semana, ingere-se apenas 500-600 calorias, depois come-se regularmente nos cinco dias restantes.

Estas estratégias podem ajudá-lo a perder peso ao reduzir o seu consumo calórico, desde que não compense o seu consumo consumindo muito mais durante as horas de alimentação.

Muitos indivíduos consideram que a abordagem 16/8 é a mais fácil, a longo prazo e rápida de adoptar. É também a mais conhecida.

As vantagens do jejum intermitente para a saúde são devidas a melhorias nos níveis hormonais, estrutura celular, e expressão genética.

Os níveis de hormonas de crescimento humano aumentam enquanto os níveis de insulina diminuem à medida que se jejua. As células do corpo também alteram a expressão genética e activam processos críticos de reparação celular. O jejum intermitente tem uma longa lista de vantagens, desde a redução de peso à melhoria da concentração mental, muitas das quais são apoiadas pela ciência. Este método alimentar é ideal para certas mulheres, mas e aqueles de nós que estão na menopausa ou pós-menopausa?

Quando uma mulher entra nos seus 40 e 50 anos, as suas hormonas sexuais começam a diminuir espontaneamente quando os ovários deixam de libertar progesterona e estrogénio, o que provoca a paragem da menstruação. A menopausa é descrita como uma mulher que não tem um período de 12 meses consecutivos.

As mulheres podem tornar-se menos preceptivas à insulina após a menopausa, pelo que podem ter dificuldade em consumir açúcar e hidratos de carbono processados; essa transição metabólica é conhecida como resistência à insulina, e é frequentemente acompanhada de exaustão e problemas de sono.

Felizmente, as pessoas podem utilizar o jejum intermitente para as ajudar a navegar na montanha-russa íngreme da menopausa. Se sentir exaustão, tolerância à insulina, ou ganho de peso como consequência da menopausa, talvez queira tentar. Funções de jejum intermitente em todos os lados do cálculo das calorias. Aumenta a taxa metabólica (calorias gastas), diminuindo assim a quantidade de alimentos consumidos (reduz as calorias).

Nas últimas décadas, a diabetes tipo 2 tornou-se extremamente disseminada. Os níveis elevados de açúcar no sangue no sentido de resistência à insulina são a característica mais proeminente. Algo que reduz a tolerância à insulina e protege contra a diabetes tipo 2 pode ajudar a baixar os níveis de açúcar no sangue. Verificou-se que o jejum intermitente tem benefícios significativos para a tolerância à insulina e que resulta numa diminuição significativa dos níveis de açúcar no sangue. Foi demonstrado que o jejum intermitente reduz o açúcar no sangue em jejum de 3 a 6% e a insulina em jejum de 20 a 31% em ensaios em humanos.

O que se deve comer quando se pratica jejum intermitente? Não há especificações ou limitações quanto ao tipo de alimentos a consumir quando se pratica o jejum intermitente. No entanto, é pouco provável que os benefícios do JI acompanhem refeições Big Mac consistentes.

Uma dieta bem equilibrada é um segredo para perder peso, manter os níveis de energia, e manter a dieta. Qualquer pessoa que tente reduzir o peso deve comer alimentos densos em nutrientes como vegetais, frutas, frutos secos, cereais integrais, sementes, feijões, proteínas magras, e lacticínios.

As nossas diretrizes serão um pouco semelhantes às dos alimentos. Normalmente prescreveríamos para uma melhor saúde - alimentos não processados, de alta fibra, inteiros, que forneçam sabor e qualidade.

Dito de outra forma, se consumir muitos dos alimentos mencionados neste livro, não terá fome quando jejuar.

No final do seu dia, a abordagem certa é algo que pode tratar e manter ao longo do tempo, sem causar quaisquer efeitos prejudiciais à saúde. Este livro é um guia abrangente sobre estratégias de jejum intermitente, como estas estratégias são benéficas para mulheres com mais de 50 anos, e como conduzem a um estilo de vida saudável.

Capítulo 1: Jejum Intermitente

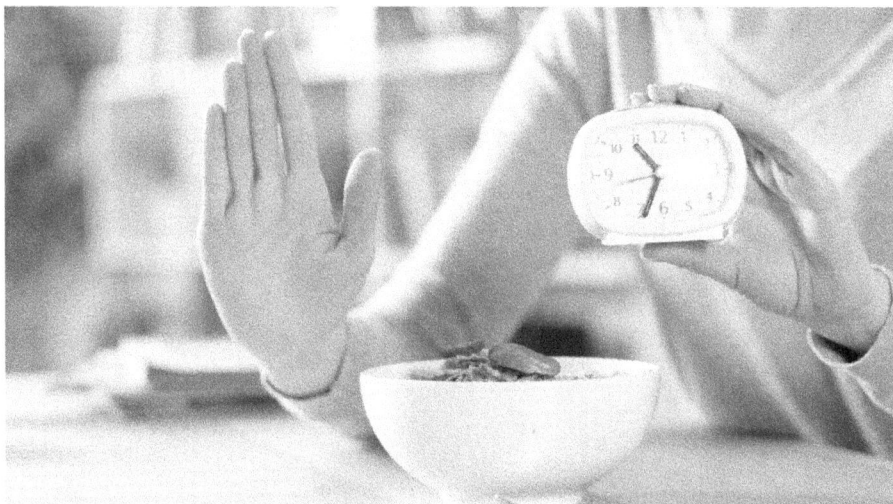

O jejum intermitente é um dos fenómenos de saúde e bem-estar mais influentes do mundo neste momento. As pessoas utilizam-no para perder peso, fortalecer o seu bem-estar e aliviar as suas vidas. Várias pesquisas demonstraram ter efeitos fortes no cérebro e ajudar a viver mais tempo.

Este é o guia completo do jejum intermitente para principiantes.

1.1 O que é o jejum intermitente e como é que funciona?

O jejum intermitente é uma forma de comer que alterna entre o jejum e os tempos de alimentação.

Não lhe diz os alimentos a consumir, mas sim quando os pode comer.

Desta forma, é mais corretamente definido como um estilo de alimentação do que uma dieta no senso comum.

Os jejuns regulares de 24 horas ou 16 horas duas vezes por semana são duas práticas populares de jejum intermitente.

Os seres humanos praticam o jejum desde o início dos tempos. Supermercados, frigoríficos, e alimentos durante todo o ano não estavam disponíveis para os antigos caçadores-coletores. Não conseguiam encontrar nada para consumir.

Como consequência, os seres humanos adaptaram-se para poderem sobreviver durante longos períodos sem comida.

O jejum é, de facto, mais normal do que consumir 3-4 (ou mais) refeições por dia regularmente.

O jejum também é observado no cristianismo, islamismo, budismo e judaísmo por razões espirituais ou religiosas.

1.2 História da moda

O jejum tem sido observado desde há milhares de anos. Tem sido utilizado para aumentar a concentração, prolongar a vida, reduzir a doença de Alzheimer, prevenir a tolerância à insulina, e até mesmo inverter o fenómeno do envelhecimento. Há muito a cobrir aqui, por isso vamos abrir um novo segmento rotulado "Fasting".

Expecto pelo que foi esquecido, não há nada de diferente - Maria Antonieta

E o problema negligenciado de perda de peso é: "Quando é que comemos?". Não negligenciamos o tema da frequência de qualquer outra forma. Cair de um edifício de 1000 pés iria quase certamente destruir-nos. Será isto, no entanto, o mesmo que cair 1000 vezes de uma parede de um metro? Certamente que não. Apesar disto, a distância total percorrida ainda é de 1000 milhas.

Em certa medida, todos os alimentos aumentam os níveis de insulina. Comer os alimentos certos ajudará a evitar níveis elevados, mas não o ajudará a baixá-los. Embora certos alimentos sejam mais saudáveis do que outros, entretanto, todos os alimentos aumentam os níveis de insulina. O truque para evitar a resistência à insulina é manter níveis extremamente baixos de insulina diariamente. Se todos os alimentos aumentam os níveis de insulina, a única opção é a total abstinência voluntária da dieta. Em resumo, a solução que procuramos é o jejum.

Jejum

A solução para este perplexo dilema é encontrada nas experiências e testes, não no novo e maior padrão alimentar. Devemos concentrar-nos em antigos rituais medicinais do passado, em vez de procurar qualquer exótico, nunca experimentado - antes da cura alimentar. O jejum é um dos mais antigos rituais de cura conhecidos pela humanidade. Sobre todas as sociedades e religiões do mundo utilizaram esta abordagem.

Quando o tema do jejum é levantado, todos rolam os olhos. Haverá fome? Será essa a solução? Não, não é verdade. O jejum é um fenómeno totalmente à parte. A falta espontânea de comida é conhecida como a fome. Não é planeada nem orquestrada. As pessoas famintas não fazem ideia de onde ou quando a sua próxima comida irá aparecer. O jejum, por outro lado, é a abstenção voluntária de comer para fins morais, nutricionais ou outros. É o contraste entre a tentativa de suicídio e o morrer de velhice. As duas palavras nunca podem ser usadas de forma intercambiável. O jejum pode ser alcançado com apenas algumas horas ou com tantos meses. O jejum é, de certa forma, uma função da existência quotidiana. A comida que termina o jejum - que é realizada todos os dias - é referida como um "pequeno-almoço".

O jejum é um dos rituais de cura mais antigos e mais frequentemente seguidos no mundo. Hipócrates de Cos (c. 460- c. 370 a.C.) é geralmente conhecido como o inventor da medicina moderna. O jejum e a ingestão de vinagre de cidra de maçã foram dois dos remédios que ele defendeu e promoveu. Consumir enquanto se está doente é alimentar a sua doença, disse Hipócrates. Plutarco, um antigo escritor e autor grego, repetiu estes sentimentos. "Em vez de utilizar medicamentos, melhor jejuar hoje", disse ele. Platão e o seu estudante Aristóteles, ambos antigos filósofos gregos, eram entusiastas defensores do jejum.

Os cuidados hospitalares podem ser observados na natureza, de acordo com os antigos gregos. Quando os humanos, como outras espécies, adoecem, não se alimentam. O jejum ganhou o moniker do "médico de dentro". Quando cães, gatos, e adultos estão doentes, este "instinto" de jejum faz com que se tornem anoréxicos. Este é um sentimento que quase toda a gente já teve. Tome um minuto para se lembrar da última vez que esteve doente com gripe. Comer foi talvez a última coisa que lhe passou pela cabeça. Como resultado, o jejum parece ser um impulso humano universal em resposta a várias doenças. O jejum está, portanto, enraizado na sociedade humana e é tão antigo como a própria história.

Assumiu-se que o jejum aumentaria as capacidades cognitivas dos antigos gregos. Considere a última vez que comeu um grande jantar de Acção de Graças. Alguma vez se sentiu mais energizado e centrado depois? Ou sentiu-se sonolento e um pouco tonto em vez disso? É mais do que definitivamente a última. Para enfrentar o enorme influxo de calorias, o sangue é redirecionados para o seu trato digestivo, permitindo menos sangue para o cérebro. O efeito final é um coma nutricional.

Alguns gigantes eruditos advogavam frequentemente o jejum. "O jejum é a melhor cura - o Philip Paracelsus, o inventor da toxicologia e é um dos três fundadores da medicina ocidental moderna (ao lado de Hipócrates e Galen). "O maior de todos os remédios é o repouso e o jejum", escreveu Benjamin Franklin, um dos pais fundadores da América e um homem conhecido pela sua ampla visão de muitos campos.

O jejum por razões espirituais é comum, e é uma característica de quase todas as grandes religiões do planeta. O jejum foi afirmado por Buda, o profeta Maomé e Jesus Cristo como tendo capacidades de cura. É frequentemente referido como lavagem ou purificação em terminologia espiritual, mas é essencialmente a mesma coisa. O jejum surgiu independentemente de várias fés e tradições, não como um ritual perigoso, mas como algo que era profundamente, profundamente benéfico para o corpo e espírito humanos. A maior parte dos alimentos é comida apenas de manhã no budismo, e os aderentes jejuam do meio-dia até à manhã seguinte numa base regular. Além disso, numerosos jejuns só de água durante dias ou mesmo semanas podem ser experimentados.

Durante o mês sagrado do Ramadão, os muçulmanos jejuam entre o nascer e o pôr do sol. Todas as semanas, às segundas e quintas-feiras, o profeta Maomé exortava os cidadãos a jejuar.

O Ramadão é o mais minuciosamente investigado dos ciclos de jejum. Os fluidos também são proibidos, o que os distingue de muitos outros procedimentos de jejum. Eles jejuam e passam por uma fase de desidratação moderada, para além do jejum. Além disso, uma vez que a alimentação é permitida antes do nascer do sol e após o pôr-do-sol, pesquisas recentes mostram que a ingestão calórica regular aumenta normalmente durante este período. Consumir alimentos antes do amanhecer e após o pôr-do-sol parece neutralizar alguns dos efeitos positivos.

Como resultado, o jejum é um conceito que tem resistido ao teste do tempo. O jejum é eficaz, de acordo com as três figuras mais famosas que já existiram. Acredita que não teríamos descoberto isto, digamos, 1000 anos antes, se esta fosse uma prática perigosa?

1.3 Estratégias de Jejum Intermitente

SE podem ser alcançados de várias maneiras, mas muitas vezes incluem a separação do dia ou da semana através da alimentação e dos tempos de jejum.

Consome muito pouco ou nada durante os tempos de jejum.

Os métodos mais amplamente utilizados são os que se seguem:

- **A abordagem 16/8**. O procedimento Lean gain também significa faltar ao pequeno-almoço e reduzir a alimentação diária para 8 horas, como por exemplo 13-9 horas. Depois disso, é rápido durante 16 horas.

- **Eat-Stop-Eat**: Isto significa jejum de 24 horas uma, talvez duas vezes por semana, tal como não alimentar o jantar de um dia para o outro.
- **A dieta 5:2:** Em dois dias não - consecutivos da semana, ingere-se apenas 500-600 calorias, depois come-se regularmente nos cinco dias restantes.

Estas estratégias podem ajudá-lo a perder peso ao reduzir o seu consumo calórico, desde que não compense o seu consumo consumindo muito mais durante as horas de alimentação.

Muitos indivíduos consideram que a abordagem 16/8 é a mais fácil, a longo prazo e rápida de adoptar. É também a mais conhecida.

1.4 Como Afecta as Suas Hormonas e Células

Vários incidentes ocorrem no seu corpo numa base celular e molecular, à medida que se jejua.

Para tornar a gordura corporal retida mais acessível, o corpo altera os níveis hormonais, por exemplo.

Os mecanismos essenciais de reparação e mudanças de expressão genética são frequentemente iniciados pelas suas células.

Quando se jejua, o seu corpo sofre as seguintes alterações:

- **Hormônio de Crescimento Humano:** Os níveis de hormonas de crescimento aumentam, muitas vezes até 5 vezes. Isto tem uma série de vantagens, incluindo perda de peso e ganho muscular.

- **Insulina: a** tolerância à insulina aumenta e os níveis de insulina diminuem significativamente. Níveis mais baixos de insulina permitem que a gordura corporal armazenada esteja mais disponível.

- **Reparação celular:** À medida que se jejua, as suas células tendem a reparar-se a si próprias. A autofagia é um mecanismo no qual as células ingerem e destroem proteínas antigas e danificadas que foram recolhidas dentro delas.

- **Expressão genética:** Existem variações na regulação genética que estão ligadas à sobrevivência e resistência à doença.

As vantagens do jejum intermitente para a saúde são devidas a melhorias nos níveis hormonais, estrutura celular, e expressão genética.

Os níveis de hormonas de crescimento humano aumentam enquanto os níveis de insulina diminuem à medida que se jejua. As células do corpo também alteram a expressão genética e activam processos críticos de reparação celular.

1.5 A Ferramenta Muito Eficaz de Perda de Peso

A causa mais popular para as pessoas tentarem o jejum intermitente é perder peso.

- O jejum intermitente reduzirá automaticamente o consumo de calorias, forçando-o a consumir menos refeições.
- O jejum intermitente altera frequentemente os níveis hormonais, o que ajuda a reduzir o peso.
- Aumenta a produção da hormona de queima de gordura norepinefrina, reduz a insulina, e aumenta os níveis de hormonas de crescimento (noradrenalina).
- O jejum de curto prazo pode aumentar a sua taxa metabólica em 3,6 a 14% como resultado destas alterações hormonais.
- O jejum intermitente induz a redução de peso, alterando todos os aspetos do espectro calórico, ajudando-o a comer menos e a queimar mais calorias.
- O jejum intermitente tem sido demonstrado em experiências como sendo uma técnica de perda de peso muito bem-sucedida.
- Este padrão alimentar resultará numa perda de peso de 3 a 8% durante 3 a 24 semanas, de acordo com um relatório de análise de 2014, o que é uma grande

quantidade em comparação com outros estudos de perda de peso.

- De acordo com o mesmo relatório, as pessoas perderam 4 a 7% da sua circunferência da cintura, mostrando uma perda substancial de gordura do ventre insalubre que se acumula à volta dos órgãos e induz a doença.
- Numa outra análise, o jejum intermitente induziu menos fraqueza muscular do que a forma mais comum de restrição calórica constante.
- Tenha em mente, porém, que a explicação chave para a sua popularidade é que o jejum intermitente lhe permite consumir menos calorias em geral. Não se perde muito peso se se comer e consumir mais durante as suas horas de alimentação.

1.6 Vantagens para a saúde

O jejum intermitente tem sido estudado extensivamente, tanto em humanos como em animais.

Estas descobertas mostraram que pode ajudar na redução do peso e no bem-estar geral do corpo e do cérebro. Pode também ajudá-lo a ter uma vida mais longa.

As seguintes são as principais vantagens sanitárias do jejum intermitente:

- **Perda de peso:** Como mencionado anteriormente, o jejum intermitente irá ajudá-lo a perder peso e acumulação de gordura sem limitar intencionalmente as calorias.

- **Resistência à insulina:** O jejum pode ajudar a prevenir a diabetes tipo 2 reduzindo os níveis de açúcar no sangue em 3 a 6% e os níveis de insulina em jejum em 20 a 31%.

- **Inflamação:** Vários relatórios indicam uma diminuição dos marcadores de inflamação, um factor primário de muitas doenças crónicas.

- O jejum intermitente demonstrou baixar o "mau" colesterol LDL, receptores inflamatórios, triglicéridos no sangue, resistência à insulina e açúcar no sangue, sendo ambos factores de risco de insuficiência cardíaca.

- O jejum intermitente tem sido demonstrado na investigação animal para reduzir o risco de cancro.

- **Saúde do cérebro:** O jejum aumenta a hormona cerebral BDNF, que pode ajudar as novas células nervosas a desenvolverem-se. Pode também ajudar a prevenir a doença de Alzheimer.

- **Anti envelhecimento:** Foi demonstrado que o jejum intermitente aumenta a longevidade dos ratos. Os ratos em jejum viveram 36 a 83% mais tempo, de acordo com estudos.

É importante recordar que a ciência ainda está nos seus primórdios. A maioria das experiências foram limitadas, de curto prazo, ou baseadas em animais. Muitas preocupações permanecem sem resposta na investigação humana de maior qualidade.

O jejum intermitente tem várias vantagens para a saúde, tanto para o corpo como para a mente. Vai ajudar a perder peso, ao mesmo tempo que reduz as hipóteses de desenvolver diabetes tipo 2, insuficiência cardíaca, e cancro. Pode mesmo ajudá-lo a ter uma vida mais longa.

1.7 Torna mais simples um estilo de vida saudável

Uma alimentação saudável é conveniente, mas pode ser um desafio a manter.

Uma das barreiras mais significativas é a quantidade de tempo e esforço para programar e preparar refeições nutritivas.

O jejum intermitente tornará a vida mais simples, para que não tenha de preparar, servir, ou limpar tantas refeições como faria de outra forma.

O jejum intermitente é também muito comum entre a comunidade de "lifehacking", uma vez que melhora o seu bem-estar, ao mesmo tempo que simplifica a sua vida.

O jejum intermitente tem várias vantagens, uma das quais é que permite uma alimentação mais saudável e mais simples. Terá menos tempo a preparar, cozinhar e limpar após as refeições.

1.8 Quem deve ser cauteloso ou ficar longe dele?

O jejum intermitente não é para todos.

Se estiver abaixo do peso ou mesmo tiver um registo de distúrbios alimentares, pode consultar um médico antes de se tornar um caso difícil.

Pode ser absolutamente perigoso nestas situações.

É apropriado que as mulheres jejuem?

De acordo com alguns dados, o jejum intermitente pode não ser tão eficaz para as mulheres como é para os homens.

Uma investigação descobriu que aumentava a resposta à insulina nos homens, mas prejudicava a regulação do açúcar no sangue das mulheres.

Apesar da falta de investigação humana sobre o tema, estudos em ratos mostraram que o jejum intermitente faz com que as ratas femininas se tornem emaciadas, masculinizadas, inférteis, e saltem períodos.

De acordo com estudos empíricos, os períodos menstruais das mulheres cessaram após terem começado a fazer JI e voltaram ao normal depois de terem continuado a sua rotina alimentar anterior.

O jejum intermitente pode ser evitado para as mulheres para estes fins.

Devem obedecer ao seu próprio conjunto de regras, tais como introduzir gradualmente a prática e parar rapidamente se tiverem quaisquer complicações, tais como a amenorreia (ausência de menstruação).

Considere adiar por enquanto o jejum intermitente, quer tenha problemas de gravidez ou esteja a planear conceber. Se estiver grávida ou a amamentar, este hábito alimentar provavelmente não é bom.

O jejum não é recomendado para aqueles que estão abaixo do peso ou que têm um historial de distúrbios alimentares. O jejum intermitente também pode ser prejudicial para certas mulheres, de acordo com alguns factos.

Efeitos Secundários e Segurança

O efeito secundário mais frequente do jejum intermitente é a fome.

Também você pode sentir-se cansado, e o cérebro pode não fazer tão bem como em tempos fez.

Isto será apenas temporário, uma vez que o corpo poderá necessitar de tempo para se adaptar ao novo plano de refeições.

Antes de iniciar um jejum intermitente, contacte o médico se tiver um problema médico.

Isto é particularmente crucial se você:

- Está a ter dificuldades em controlar a sua glicemia.
- Tem diabetes.

- Tome o seu medicamento como prescrito.

- Tem um nível de tensão arterial baixo.

- Também teve um problema alimentar no passado.

- Está com excesso de peso.

- Tem um diagnóstico de amenorreia?

- É uma mãe que está a lutar para engravidar.

- Estão a amamentar ou grávidas.

Tudo considerado; o jejum intermitente tem um excelente registo de segurança. Se estiver seguro e bem nutrido em geral, ficar sem comida por um pouco não é arriscado.

A fome é o efeito secundário mais frequente do jejum intermitente. O jejum não pode ser feito sem primeiro consultar um especialista se tiver um problema médico.

As perguntas mais frequentes

As respostas que se seguem são respostas a algumas das preocupações mais frequentemente colocadas sobre o jejum intermitente.

- **Estou autorizado a beber líquidos durante o meu jejum?**

Sim, realmente. Bebidas não calóricas como água, café, e chá são adequadas. O café não pode ser adoçado. Pequenas quantidades de leite ou nata são provavelmente apropriadas. O café é particularmente útil durante um jejum, porque suprime a fome.

- **Faltar ao pequeno-almoço não é insalubre?**

Não, não é verdade. A questão é que a maior parte dos falhanços estereotipados levam vidas insalubres. O procedimento é completamente seguro se se consumir alimentos saudáveis durante o resto do dia.

- **Estou autorizado a tomar suplementos durante o meu jejum?**

Sim, realmente. Tenha em mente, porém, que certos suplementos, tais como vitaminas lipossolúveis, podem funcionar melhor se tomados com alimentos.

- **Posso Exercitar-me Quando Estou a Jejuar?**

Os treinos rápidos são perfeitamente aceitáveis. Antes de um exercício rápido, certas pessoas consideram tomar aminoácidos de cadeia ramificada (BCAAs).

- **É verdade que o jejum induz a perda muscular?**

Ambas as estratégias de redução de peso resultarão em perda muscular; é por isso que é importante aumentar os pesos e consumir muita proteína. O jejum intermitente produz menos fraqueza muscular que a restrição calórica normal, de acordo com um relatório.

- **O jejum pode fazer abrandar o metabolismo?**

Não, estudos indicam que o jejum por um breve período impulsiona o metabolismo. O jejum de três ou quatro dias, por outro lado, irá abrandar o metabolismo.

- **As crianças devem ser empurradas para o jejum?**

Provavelmente não é uma boa ideia deixar o seu filho jejuar.

1.9 Apresentação

Já passou por muito jejum prolongado na sua vida.

Se alguma vez jantou mas dormiu até tarde no dia seguinte e não se alimentou antes do meio-dia, jejuou durante 16 horas ou mais.

É assim que algumas pessoas se alimentam naturalmente. Pela manhã, não sentem fome.

Muitos indivíduos consideram que a abordagem 16/8 é o método mais simples e duradouro de jejum intermitente; talvez queira começar com Se gosta de jejum e se sente saudável ao fazê-lo, pode progredir para jejuns mais extremos, tais como jejuns de 24 horas 1 a 2 vezes por semana (ou seja, comer em jejum) ou apenas consumir 500-600 calorias 1 a 2 dias por semana (ou seja, dieta 5:2).

Outra opção é jejuar facilmente sempre que possível - perder refeições quando não tem fome ou não tem tempo para as preparar.

Para colher pelo menos uma das recompensas, não é necessário implementar um calendário formal de jejum intermitente.

Experimente vários métodos antes de descobrir um que lhe agrade e trabalhe na sua rotina.

O melhor é começar com a abordagem 16/8 e trabalhar até mais tarde. É crucial experimentar diferentes métodos antes de descobrir um que lhe sirva.

1.10 Deve tentar?

Qualquer pessoa não precisa de praticar jejum intermitente.

É apenas uma das mudanças de estilo de vida que o ajudará a viver uma vida mais saudável. As coisas mais críticas em que se deve concentrar são sempre comer comida verdadeira, fazer exercício, e dormir o suficiente.

Se não gosta da ideia de jejum, deve facilmente desconsiderar esta panela e proceder ao que quiser.

Quando se trata de dieta, não existe uma abordagem de tamanho único. O estilo de vida mais seguro para si é aquele que pode manter com o tempo.

Poucos indivíduos colhem do jejum intermitente, e outros não. Só se pode descobrir a que partido se pertence experimentando-o.

O jejum pode ser uma estratégia eficaz para perder peso e melhorar a sua condição física, se gostar e acreditar que é uma forma sustentável de comer.

Capítulo 2: Prestações de Jejum Intermitente para Mulheres de 50 Anos

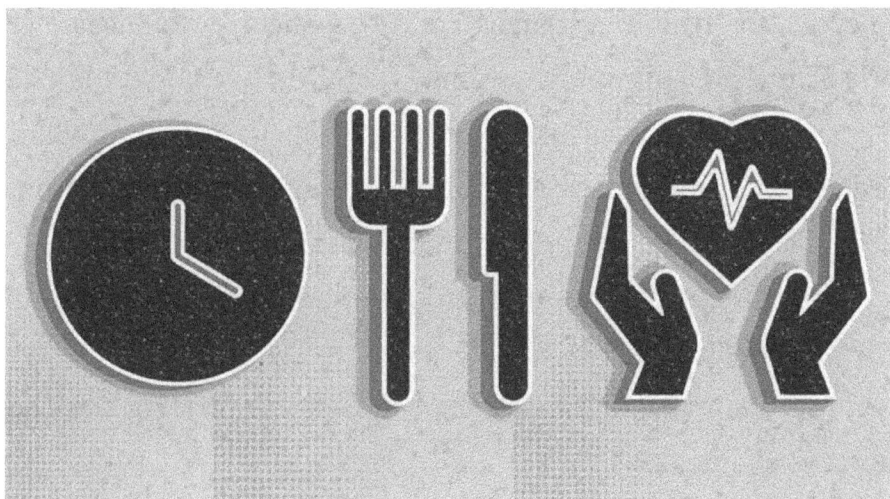

O jejum intermitente é a prática alimentar sob a qual se alterna entre os padrões de alimentação e o jejum. O jejum intermitente pode ser feito de várias maneiras, tais como as técnicas 5:2 ou 16/8.

Numerosas investigações demonstraram que pode ter efeitos significativos na saúde e cognitivos. Aqui estão alguns dos efeitos para a saúde do jejum prolongado que foram clinicamente comprovados.

2.1 O jejum intermitente e a perda de gordura corporal teimosa

Qualquer pessoa que já tenha feito uma dieta rigorosa e tenha atingido níveis de gordura corporal de um dígito está familiarizada com o problema: gordura teimosa.

Apesar do treino extensivo e do consumo de calorias drasticamente diminuído, uma quantidade moderada de gordura corporal também oferece resistência. A maioria deles cedo se apercebe que, para eliminar estes depósitos de gordura, teriam de sacrificar uma quantidade significativa de peso.

O Jejum Intermitente, por outro lado, irá ajudar na perda de gordura teimosa?

A gordura teimosa refere-se a depósitos de gordura que o corpo se recusa a libertar.

Como dissemos anteriormente, o jejum intermitente irá ajudá-lo a evitar as dificuldades de perder gorduras corporais teimosas.

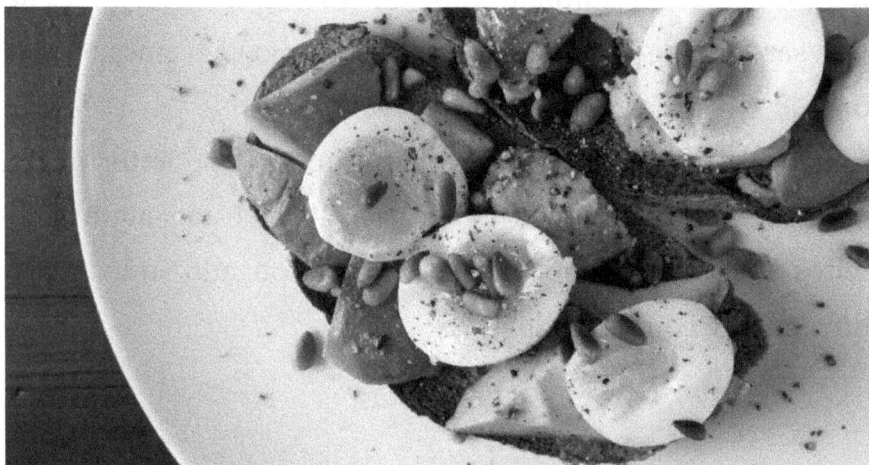

Qual é a definição de gordura corporal teimosa?

A palavra "gordura corporal teimosa" aplica-se às partes do corpo que contêm a maior quantidade de gordura. Em geral, estas regiões são a região da parte inferior do abdómen e a parte inferior das costas nos homens e a parte inferior do corpo nas mulheres. É muito difícil perder peso nestas regiões.

Então o que é que torna estes lugares tão obstinados? Vamos dar uma espreitadela à forma como a gordura é mobilizada e compreender melhor isto. Está preparado?

O nível de insulina e o teor de ácidos gordos (no sangue) aumentam após uma refeição. Está na forma saturada onde não há queima de gordura. O corpo recebe a energia que necessita nas horas que se seguem, oxidando (metabolizando) a glicose.

O quociente respiratório é uma forma de calcular isto (RQ). Um valor de 1,0 indica metabolismo de carboneto puro (modo de armazenamento), enquanto que um valor de 0,7 se refere ao metabolismo de ácidos gordos melhorados (metabolismo lipídico). Isto implica para o RQ sob a forma de jejum intermitente: O RQ situa-se entre 0,95 a 1,0 em 1,5-2 horas após uma refeição. O quociente após uma noite fácil varia de 0,82 a 0,85, e após 16 horas emprestadas, varia de 0,72 a 0,8.

Tanto a concentração de insulina como o RQ caem à medida que o tempo passa após uma refeição e que os nutrientes do corpo são consumidos. Em vez disso, tem ocorrido uma tendência para a queima de gordura (e, portanto, mobilização de gordura armazenada). Os ácidos gordos e os níveis de

---

insulina no sangue provocam este mecanismo. À medida que as concentrações caem, o corpo reconhece um défice de energia e aumenta a secreção de catecolamina como consequência (epinefrina e norepinefrina).

As catecolaminas no sangue aderem aos receptores de células gordas. Estes receptores podem ser pensados simbolicamente como um "cadeado". Neurotransmissores e Hormonas são as chaves que cabem nestas fechaduras, causando uma resposta. Nesta situação, as catecolaminas provocam (activam) a mobilização de gordura activando a "lipase HSL sensível à hormona", abreviadamente, que depois produz gordura a partir da célula individual, que pode depois ser queimada (metabolizada).

A principal distinção entre gordura natural e depósitos de gordura teimosa é a seguinte. Os receptores Beta-2 são muito mais abundantes em tecido adiposo normal do que os receptores alfa-2.

Os receptores Beta-2 são conhecidos como o 'pedal do gás' para reduzir a gordura. Entretanto, os receptores alfa-2 comportam-se principalmente como um travão automático Não é preciso ir muito longe na fisiologia para imaginar estes dois receptores desta forma.

O quão simples é queimar gordura em diferentes áreas do corpo é determinado pela interacção entre os receptores alfa-2 e beta-2. Quando a gordura de uma área corporal tem muitos receptores beta-2 em comparação com os receptores alfa-2, a queima de gordura "leve" ou "simples", enquanto que os blocos gordos crónicos têm vários números de receptores alfa-2 em comparação com os receptores beta-2.

Na região das ancas e coxas, as mulheres têm até 9 vezes o número de receptores alfa-2 em comparação com os receptores beta-2, de acordo com o livro de Lyle.

Redução da gordura corporal

Como é que o jejum intermitente queima gordura teimosa de forma mais eficaz do que a maioria das dietas? Os receptores beta-2 devem agora ser programados, enquanto os receptores alfa-2 devem ser desactivados para metabolizar os depósitos de gordura persistente. Os processos que permitem o jejum intermitente são os seguintes.

Os níveis de catecolaminas aumentam à medida que se jejua.

O jejum melhora o fornecimento de sangue subcutâneo na região abdominal, permitindo que as catecolaminas penetrem mais facilmente nesta área (e, consequentemente, atracam para os receptores celulares de gordura).

O jejum impede os receptores a2 devido aos baixos níveis de insulina. Mais tempo passado na "janela rápida" assegura que mais gordura pode ser extraída de áreas teimosas. Agora poderia estar a pensar: "Porque não sigo uma dieta pobre em carboidratos para manter baixos os meus níveis de insulina"? No entanto, os triglicéridos (gorduras) bloqueiam a lipase sensível à hormona da mesma forma que a insulina.

De acordo com a investigação, a condição ideal de queima de gordura é alcançada após 12-18 horas de jejum. Este tempo pode ser chamado a "era dourada" para o recrutamento de gordura teimosa devido ao elevado nível de catecolaminas, ao elevado fornecimento de sangue subcutâneo nas áreas de gordura teimosa, e a um baixo nível de insulina para a necessária inibição do receptor alfa2.

Que seja mais esclarecido por uma condição óptima de queima de gordura em poucas palavras: A oxidação de FFA (ácidos gordos livres) - em vários locais entre o estado de jejum e após três dias consecutivos de jejum - tem sido estudada. A quantidade de ácidos gordos queimados alterou-se em relação ao metabolismo total da gordura corporal, enquanto que a oxidação de AGL aumentou com a duração do tempo de jejum.

A oxidação do FFA subcutâneo aumenta dramaticamente em curtos períodos de tempo. Isto é também uma longa maneira de sugerir que se queime a gordura e nada mais. Os depósitos de gordura apenas mobilizarão a gordura num humano latente e de peso normal durante 14-20 horas após uma refeição de 600kcal. Na vida real, esta condição deverá ser possível de atingir em 12-18 horas.

A queima de gordura começa a aumentar após esta janela temporal (14-20 horas). Inversamente, este não é o tipo de gordura que escolhemos para nos livrarmos dela. A oxidação da gordura intramuscular aumenta dramaticamente entre 10 a 30 horas, mas não há aumento dos depósitos de gordura subcutânea.

Se a janela de jejum for tão longa, os depósitos dérmicos não conseguem acompanhar a quantidade de energia do corpo, pelo que há um grau limitado de benefício e desvantagem. Ciclos de jejum bastante longos não são conducentes à redução da gordura corporal teimosa, optimizando assim a preservação muscular, levando à elevada taxa de gluconeogénese (sacarificação proteica) e à possibilidade resultante da condição catabólica dos músculos.

Real Life Vs. Ciência

Investindo criticamente, os leitores podem agora questionar-se se a eliminação da gordura teimosa requer alguns métodos únicos. Afinal, vários indivíduos já atingiram o estatuto de "magro" sem utilizar jejum intermitente ou outros métodos como os mencionados por Lyle McDonald. Não se trata apenas de baixar o nível de gordura corporal tanto quanto possível? Não será provável que perca a gordura teimosa de qualquer forma?

Pode um défice semanal de 3500 kcal numa dieta normalmente praticada contra um défice equivalente numa dieta intermitente em jejum criar uma diferença na perda regional de gordura (assumindo que todas as outras variáveis permanecem constantes)? A afirmação limita-se a implicações teóricas e observações práticas.

2.2 Menopausa e jejum intermitente

SE é um dos métodos mais comuns para perder peso e melhorar o bem-estar geral. Implica ficar sem comida durante a maior parte do dia e consumir todas as refeições num curto período de tempo.

O jejum intermitente tem uma longa lista de vantagens, desde a redução de peso à melhoria da concentração mental, muitas das quais são apoiadas pela ciência. Este método alimentar é ideal para certas mulheres, mas e aqueles de nós que estão na menopausa ou pós-menopausa?

Quando uma mulher entra nos seus 40 e 50 anos, as suas hormonas sexuais começam a diminuir espontaneamente quando os ovários deixam de libertar progesterona e estrogénio, o que provoca a paragem da menstruação. A menopausa é descrita como uma mulher que não tem um período de 12 meses seguidos, mas a amenorreia está longe de ser o único sintoma da mudança.

Afrontamentos, ansiedade, secura vaginal, nevoeiro cerebral, diminuição da libido, arrepios, exaustão, oscilações de humor, uma elevada probabilidade de problemas cardíacos, e suores nocturnos são alguns dos sinais da menopausa, que podem variar de indivíduo para indivíduo. Existe frequentemente uma diferença notável no metabolismo com certas pessoas, que normalmente se reduz quando os níveis de estrogénio e progesterona ficam fora de controlo, causando aumento de peso.

As mulheres podem tornar-se menos receptivas à insulina após a menopausa, pelo que podem ter dificuldade em consumir açúcar e hidratos de carbono processados; essa transição metabólica é conhecida como resistência à insulina, e é frequentemente acompanhada de exaustão e problemas de sono.

Muitas pessoas consideram a menopausa um período assustador nas suas vidas; já não conseguem reconhecer os seus corpos, e os sintomas, incluindo nevoeiro cerebral repentino e aumento de peso, podem causar ansiedade, confusão, raiva, stress e depressão.

Felizmente, as pessoas podem utilizar o jejum intermitente para as ajudar a navegar na montanha-russa íngreme da menopausa. Se sentir exaustão, tolerância à insulina, ou ganho de peso como consequência da menopausa, talvez queira tentar. Verificou-se que o ganho de peso foi auxiliado por um jejum intermitente. O jejum melhora o controlo da insulina e faz com que o corpo absorva açúcar e hidratos de carbono de forma mais eficiente, reduzindo o risco de insuficiência cardíaca, diabetes, e outras doenças metabólicas. Está provado que o jejum aumenta a autoestima, minimiza a angústia e tensão, e encoraja melhorias psicológicas mais benéficas. O jejum tem sido demonstrado na investigação animal para ajudar a proteger as células cerebrais do trauma, limpar os resíduos, restaurar e melhorar o seu desempenho.

Quando se tem um horário a cumprir, o jejum intermitente não é assim tão complicado. Basta colocar uma janela de alimentação que lhe sirva, como por exemplo, do meio-dia às 20 horas, e certifique-se de que consome calorias suficientes nessa altura. Fora dessa janela, deve jejuar. Contudo, é-lhe permitido beber água e bebidas não calóricas, tais como chá ou café. A forma 16:8 de jejum implica jejum de 16 horas por dia e alimentação de apenas 8 horas por dia; é um dos mais básicos processos de jejum intermitente a adaptar.

O jejum intermitente é simples e adaptável; algumas pessoas começam com tempos de jejum mais curtos, tais como 14:10 (14 horas de jejum acompanhadas por uma janela de consumo de 10 horas), e prolongam constantemente a duração do jejum antes de alcançarem a meta de 16:8. Deve experimentar várias rotinas de jejum e ver o que lhe convém e soa melhor, devido à simplicidade e estabilidade.

Embora o jejum intermitente seja uma ferramenta maravilhosa para a maioria das pessoas para melhor aliviar os efeitos da menopausa, não é para todos. Aqueles que têm esgotamento adrenal ou uma condição crónica não escolhem acrescentar um método de jejum intermitente aos seus horários.

Muito jejum intermitente deve prestar atenção ao modo como se sentem durante todo o ciclo de jejum; se ficarem cansados, preguiçosos ou doentes quando jejuam, talvez seja melhor reduzir o período de jejum ou evitar completamente a tentativa de jejum intermitente. Também não tem de jejuar diariamente;

pode jejuar uma vez por semana ou mesmo alguns dias por semana. Para prevenir riscos e garantir que cada modificação da dieta ou do estilo de vida é adequada para si, é também uma boa ideia falar primeiro com um médico qualificado e licenciado.

A menopausa é um período difícil para a maioria das pessoas, mas ao fazer os ajustes alimentares e comportamentais correctos, pode controlar melhor os efeitos e manter-se em forma, confortável e seguro mesmo quando as hormonas tentam mudá-lo e finalmente sair do edifício.

2.3 O jejum intermitente altera o gene, a hormona e a função celular

Quando não se alimenta por um pouco, o corpo passa por muitos turnos.

Para tornar a gordura corporal acumulada mais disponível, o corpo, por exemplo, inicia mecanismos essenciais de reparação celular e ajusta os níveis hormonais.

Aqui estão algumas das modificações fisiológicas que surgem durante o jejum:

- **Níveis de insulina:** Os níveis de insulina no sangue diminuem drasticamente, facilitando a queima de gordura.

- **Hormona de crescimento humano:** Os níveis da hormona de crescimento no sangue irão aumentar até 5 vezes. O aumento das quantidades desta hormona ajuda na perda de peso e no crescimento muscular, entre outras coisas.

- **Reparação celular:** O organismo inicia procedimentos críticos de reparação celular, tais como a remoção de resíduos das células.

- **Expressão genética:** Existem variações positivas em vários genes e moléculas ligadas à sobrevivência e à prevenção de doenças.

Estas melhorias em hormonas, expressão genética e estrutura celular estão ligadas a muitas das vantagens do jejum intermitente.

Os níveis de insulina diminuem, e os níveis de hormonas de crescimento humano aumentam à medida que se jejua. As suas células também ativam mecanismos críticos de reparação celular e alteram a expressão dos genes.

2.4 A perda de peso e a perda de gordura no ventre podem ser conseguidas através de jejum intermitente

Muitas pessoas que experimentam o jejum intermitente fazem-no de modo a reduzir o peso.

Em geral, o jejum prolongado leva-o a consumir menos refeições.

Poderá necessitar de menos calorias se compensar o consumo ainda maior durante as outras refeições.

O jejum intermitente melhora frequentemente a função hormonal, o que ajuda a reduzir o peso.

Níveis reduzidos de insulina, maior produtividade dos níveis de hormonas de crescimento, e níveis mais elevados de noradrenalina (norepinefrina) ajudam o corpo a decompor a gordura e a utilizá-la para fins energéticos.

Como resultado, o jejum de curto prazo aumenta a taxa metabólica em 3,6 a 14%, permitindo-lhe comer ainda mais cal.

O jejum intermitente, por outras palavras, funciona em todos os lados do cálculo das calorias. Aumenta a taxa metabólica (calorias gastas), diminuindo assim a quantidade de comida consumida (reduz as calorias).

De acordo com um estudo da literatura clínica de 2014, o jejum intermitente resultará numa perda de peso de 3 a 8 por cento ao longo de 3 a 24 semanas. Isto é uma quantidade maciça.

Os participantes perderam quatro a 7% da sua circunferência da cintura, indicando que perderam muita gordura na barriga, a gordura causadora de doenças na cavidade abdominal.

O jejum intermitente mostrou menos perda muscular do que a restrição calórica prolongada, de acordo com um relatório de revisão.

Quando é dito e feito, o jejum intermitente pode ser uma estratégia muito eficaz de perda de peso.

O jejum intermitente permite-lhe consumir menos calorias enquanto aumenta marginalmente o seu metabolismo. É uma arma poderosa para perder peso e gordura na barriga.

2.5 A resistência à insulina pode ser reduzida por jejum intermitente, diminuindo o risco de desenvolver diabetes tipo 2

Nas últimas décadas, a diabetes tipo 2 tornou-se extremamente disseminada.

Os níveis elevados de açúcar no sangue no sentido de resistência à insulina são a característica mais proeminente.

Algo que reduz a tolerância à insulina e protege contra a diabetes tipo 2 pode ajudar a baixar os níveis de açúcar no sangue.

Verificou-se também que o jejum intermitente tem benefícios significativos para a tolerância à insulina e que resulta numa diminuição significativa dos níveis de açúcar no sangue.

Foi demonstrado que o jejum intermitente reduz o açúcar no sangue em jejum de 3 a 6% e a insulina em jejum de 20 a 31% em ensaios em humanos.

O jejum intermitente impediu frequentemente que ratos diabéticos sofressem lesões renais, o que é uma das consequências mais graves da diabetes.

Isto significa que o jejum intermitente pode ser muito benéfico para indivíduos em risco de ter diabetes tipo 2. Pode, ainda assim, haver certas disparidades de género. De acordo com um relatório, durante um regime de jejum intermitente de 22 dias, a gestão do açúcar no sangue das mulheres deteriorou-se de facto. Pelo menos nos homens, o jejum intermitente reduzirá a resistência à insulina e ajudará a baixar os níveis de açúcar no sangue.

2.6 O Jejum Intermitente pode diminuir a Inflamação no Corpo e o Stress Oxidativo

O stress oxidativo é um dos factores que contribuem para o envelhecimento e o desenvolvimento de várias doenças crónicas. Implica moléculas reactivas, tais como radicais livres que interagem e destroem outras moléculas essenciais (tais como proteínas e ADN). O jejum intermitente tem sido demonstrado em alguns ensaios para melhorar a tolerância do organismo ao stress oxidativo.

Além disso, a investigação indica que o jejum intermitente pode ajudar a combater a inflamação, que é uma das principais causas de uma variedade de doenças.

O jejum intermitente tem sido demonstrado em estudos para diminuir a inflamação no corpo e o stress oxidativo. Isto deve ajudar a prevenir o envelhecimento e o aparecimento de uma variedade de doenças.

2.7 Jejum Intermitente Pode Ser Bom para o Coração

O ataque cardíaco continua a ser a principal causa de morte a nível mundial.

Vários indicadores de saúde (também considerados como "factores de risco") foram ligados a um risco elevado ou reduzido de insuficiência cardíaca.

Foi demonstrado que o jejum intermitente melhorava o colesterol total e LDL, a tensão arterial, os receptores de inflamação, os níveis de açúcar no sangue, e os triglicéridos no sangue, entre outros factores de risco.

No entanto, uma grande parte disto está centrada na ciência animal. Antes de qualquer decisão poder ser desenvolvida, é necessária mais investigação sobre o impacto na saúde do coração dos seres humanos.

O jejum intermitente foi demonstrado em estudos para melhorar os níveis de colesterol, pressão arterial, receptores inflamatórios, e triglicéridos, todos os quais contribuem para doenças cardíacas.

2.8 Vários Mecanismos de Reparação Celular são Disparados por Jejum Intermitente

Quando se jejua, as células do corpo iniciam um processo chamado autofagia, um processo de remoção de resíduos celulares.

As proteínas quebradas e danificadas que se acumulam no interior das células ao longo do tempo são quebradas e metabolizadas pelas células.

O aumento da autofagia poderia proteger contra o cancro e a doença de Alzheimer, entre outras doenças.

Fasting activa o sistema metabólico de autofagia, que elimina os resíduos das células.

2.9 O Jejum Intermitente tem estado ligado a um menor risco de cancro

O cancro é uma doença horrível que é marcada pelo desenvolvimento incontrolável das células.

Verificou-se que o jejum tem uma variedade de vantagens bioquímicas, incluindo uma diminuição da incidência de cancro.

Apesar da falta de ensaios em humanos, dados encorajadores provenientes de estudos em animais sugerem que o jejum intermitente pode ajudar a prevenir o cancro.

O jejum minimizou os efeitos secundários múltiplos da quimioterapia em doentes com cancro, de acordo com algumas provas.

Na investigação animal, ficou demonstrado que o jejum intermitente suprime melhor o cancro. Em humanos, um estudo descobriu que eliminaria os efeitos secundários da quimioterapia.

2.10 O Jejum Intermitente é benéfico para o Cérebro

O que é saudável para o corpo é sempre bom para o cérebro.

O jejum intermitente aumenta o número de características bioquímicas que estão ligadas à saúde do cérebro.

A redução do stress oxidativo, inflamação, níveis de açúcar no sangue e tolerância à insulina fazem todos parte disto.

O jejum intermitente foi demonstrado em experiências de ratos para acelerar o desenvolvimento de novas células nervosas, o que poderia melhorar a actividade cerebral.

Muitas vezes, impulsiona uma hormona cerebral conhecida como BDNF (factor neurotrófico derivado do cérebro), cuja deficiência tem estado relacionada com a depressão e outras questões neurológicas.

Foi também descoberto que o jejum intermitente se destina a proteger contra lesões cerebrais causadas por acidentes vasculares cerebrais em animais.

Portanto, o jejum intermitente pode ter benefícios significativos para a saúde do cérebro. Tem o potencial de promover o desenvolvimento de novos neurónios, ao mesmo tempo que protege o cérebro de lesões.

2.11 Jejum Intermitente de Ajuda de Maio na Prevenção da Doença de Alzheimer

A doença de Alzheimer é a doença neuro degenerativa mais prevalecente no mundo.

Como não existe tratamento para a doença de Alzheimer, é crucial impedi-lo de se desenvolver em primeiro lugar.

Segundo um relatório de rato, o jejum intermitente pode adiar o aparecimento da doença de Alzheimer ou minimizar a sua intensidade.

De acordo com uma série de estudos de casos, uma intervenção dietética que envolveu jejuns regulares a curto prazo reduziu substancialmente os sintomas de Alzheimer em nove em cada dez pacientes.

De acordo com a investigação animal, o jejum também pode prevenir algumas doenças neuro degenerativas, como a doença de Huntington e Parkinson.

No entanto, são necessários mais testes em humanos.

2.12 O Jejum Intermitente pode ajudá-lo a viver mais tempo, aumentando a sua esperança de vida

Um dos aspectos mais intrigantes do jejum intermitente é o potencial para prolongar a esperança de vida.

O jejum intermitente aumenta a longevidade dos ratos da mesma forma que a constante restrição calórica.

Os resultados de algumas destas experiências foram muito dramáticos. Uma delas descobriu que ratos que jejuavam dia sim, dia não, sobreviveram 83 por cento mais tempo do que ratos que não jejuavam.

O jejum intermitente tem sido muito comum entre a comunidade anti-envelhecimento, apesar do facto de ainda não ter sido demonstrado nos humanos.

Com os efeitos do jejum intermitente para o metabolismo e uma variedade de indicadores de saúde, é fácil ver como pode ajudar a viver uma vida mais longa e mais feliz.

Capítulo 3: Começar com o Jejum Intermitente

3.1 Quais são os Alimentos Intermitentes Mais Saudáveis?

Incluímos artigos que acreditamos que seriam benéficos para os nossos leitores. Por favor, contacte um profissional de saúde antes de empreender quaisquer ajustes alimentares importantes para garantir que é a escolha certa para si.

O jejum intermitente faz um grande alvoroço no mundo superpovoado da dieta, apesar da frase "jejum" parecer bastante sinistra. Uma boa quantidade de provas (embora com amostras de tamanho reduzido) mostra que a dieta pode ajudar as pessoas a perder peso e a controlar os seus níveis de açúcar no sangue. Talvez o apelo resulte da falta de restrições alimentares: pode-se consumir o que se quer, mas não exactamente quando se quer.

No entanto, é ainda necessário considerar o que está em jogo. Deveria estar a quebrar o seu jejum com pintas de gelado e sacos de batatas fritas? Muito provavelmente não. É por isso que compilámos uma colecção das melhores coisas para comer numa dieta SE.

O que se deve comer?

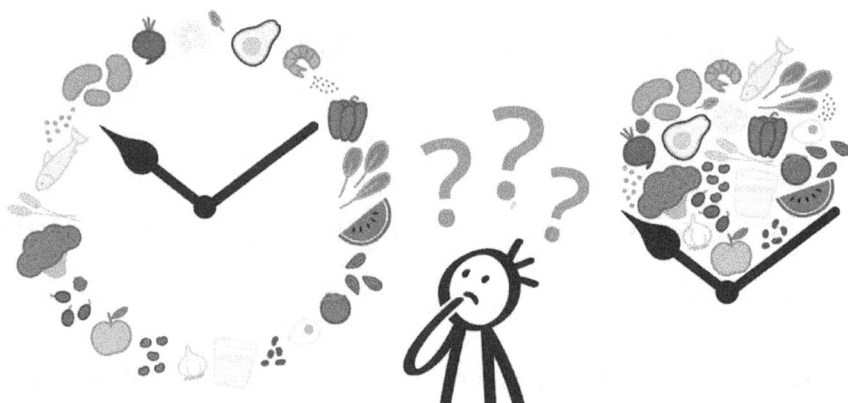

Não há especificações ou limitações quanto ao tipo de alimentos a consumir quando se pratica o jejum intermitente. No entanto, é pouco provável que os benefícios do JI acompanhem refeições Big Mac consistentes.

Uma dieta bem equilibrada é um segredo para perder peso, manter os níveis de energia, e manter a dieta.

Qualquer pessoa que tente reduzir o peso deve comer alimentos ricos em nutrientes como vegetais, frutas, frutos secos, grãos inteiros, sementes, feijões, proteínas magras, e lacticínios.

As nossas directrizes serão um pouco semelhantes às dos alimentos. Normalmente prescreveríamos para uma melhor saúde - alimentos inteiros não processados, de alta fibra, que forneçam sabor e qualidade.

Dito de outra forma, se consumir muitos dos alimentos mencionados abaixo, não terá fome quando jejuar.

- **Água**

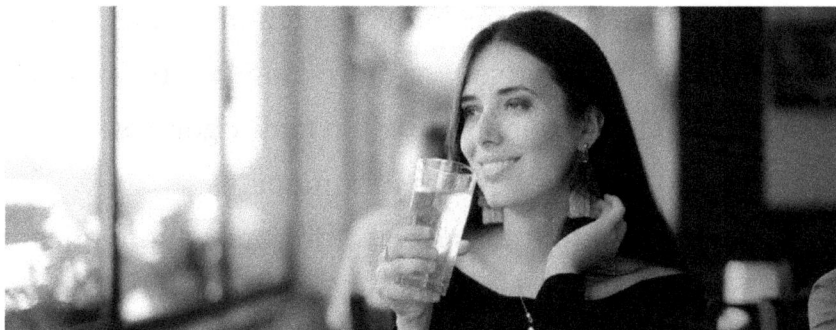

Bem, então isto não é um lanche, mas é crucial para sobreviver SE. A água é importante para a protecção de quase todos os principais órgãos do seu corpo. Evitar isto como parte do jejum será estúpido. Os seus pulmões desempenham um papel crucial para o manter em segurança. A quantidade de água que cada indivíduo pode beber depende do seu sexo, altura, peso, nível de exercício, e ambiente. No entanto, a cor da urina é um forte indicador. Para todos os momentos, gosta que seja amarelo pálido. A desidratação, que pode induzir dores de cabeça, náuseas e vertigens, é demonstrada pela urina amarela escura. Quando a combinamos com a falta de calorias, temos uma fórmula para a catástrofe ou, no pior dos casos, urina realmente escura. Se a água simples não lhe agradar, tente adicionar-lhe um salpico de sumo de limão, várias folhas de menta, ou fatias de pepino.

- **Abacate**

Comer os frutos mais calóricos ao tentar perder peso pode parecer contraintuitivo. Por outro lado, os abacates podem segurá-lo até aos tempos de jejum mais rigorosos, devido ao seu elevado teor de gordura insaturada.

As gorduras insaturadas, de acordo com estudos, ajudam a manter o corpo saudável, mesmo que não se sinta com fome. O seu corpo envia sinais de que não precisa de entrar em modo de fome de emergência, porque tem calorias suficientes. E se estiver a passar fome no meio de um período de jejum, as gorduras insaturadas mantêm estes sintomas durante muito mais tempo.

Outra pesquisa mostrou que a utilização de meio abacate com o seu almoço vai ajudá-lo a ficar cheio durante horas mais do que estaria se não consumisse o fruto verde e pastoso.

- **Mariscos e Peixes**

Há uma explicação para o facto de as Directrizes Dietéticas Americanas recomendarem duas ou três porções de 4 onças de peixe por semana.

Ao contrário de ser rico em gorduras e proteínas benéficas, também é rico em vitamina D.

E se gosta de se alimentar em períodos curtos de janela, não quer ter um bang mais nutritivo para o veado quando o faz?

Nunca ficará sem maneiras de preparar peixe, uma vez que há demasiadas opções.

- **Vegetais Crucíferos**

A palavra f - fibra - é abundante em alimentos como couves-de-bruxelas, couve-flor e brócolos.

É importante consumir regularmente alimentos ricos em fibras para o manter regular e assegurar que o seu cocó funcione sem problemas.

A fibra também o ajudará a sentir-se cheio, o que é benéfico se não se alimentar durante mais 16 horas. Os vegetais crucíferos também o ajudarão a evitar o cancro.

- **Batatas**

Os alimentos brancos não são todos maus.

A batata foi considerada como um dos alimentos mais nutritivos na investigação dos anos 90.

uma fonte fiável, um estudo de 2012 mostrou que a utilização de batatas numa dieta equilibrada pode ajudar a perder peso. (Desculpe, mas batatas fritas e batatas fritas não contam).

- **Leguminosas e feijões**

Na dieta JI, a sua cobertura de chili preferida pode ser a sua melhor amiga.

Os alimentos, especialmente os hidratos de carbono, fornecem energia para o exercício físico. Não estamos a sugerir que enlouqueça com hidratos de carbono, por isso incluir na sua dieta hidratos de carbono de baixa caloria como leguminosas e feijões não lhe pode fazer mal. Isto irá ajudá-lo a manter-se alerta durante o seu período de jejum. Além disso, ingredientes como feijão preto, grão-de-bico, lentilhas e ervilhas comprovadamente ajudam as pessoas a perder peso, particularmente embora não estejam a fazer dieta.

- **Probióticos**

O que é que as pequenas criaturas no seu estômago mais querem comer? Tanto a consistência como a variedade são essenciais. Se estiverem esfomeados, isto significa que não estão confortáveis. E se o seu estômago não for confortável, poderá notar quaisquer efeitos secundários desagradáveis, tais como a obstipação.

Adicionar ingredientes ricos em probióticos à dieta, tais como kefir, kombuchá, e chucrute, para combater este aborrecimento.

- **Bagas**

Estes clássicos do smoothie são embalados com vitaminas e minerais. Isso nem sequer é o aspecto mais excitante. As pessoas que comeram muitos flavonóides, tais como os utilizados em morangos e mirtilos, tiveram aumentos de IMC mais baixos em 14 anos do que os indivíduos que não comeram bagas, de acordo com um relatório de 2016.

- **Ovos**

Um ovo grande tem 6,24 g de proteína e demora apenas alguns minutos a preparar. E, particularmente quando se come menos, ter o máximo de proteínas possível é fundamental para se manter cheio e construir músculo.

De acordo com um inquérito de 2010, os homens que tomaram um pequeno-almoço de ovos em vez de um pãozinho têm tido menos fome e comido menos durante o dia.

Dito de outra forma, se procura outra coisa para fazer durante o seu jejum, porque não ferver um molho de ovos? E, quando o tempo é perfeito, deve comê-los.

- **Nozes**

Embora as nozes sejam mais altas em calorias do que muitos outros petiscos, elas têm algo que a maioria dos petiscos não têm: gorduras saudáveis.

Nem sequer pensem em calorias! Segundo um relatório de 2012, uma porção de 1oz. de amêndoas (cerca de 23 nozes) contém 20% menos calorias do que o rótulo afirma.

Segundo o relatório, mastigar não quebra completamente as paredes celulares das amêndoas, o que mantém uma parte da noz segura e impede que esta seja absorvida pelo corpo através da digestão. Como resultado, comer amêndoas pode não fazer tanta diferença na sua ingestão calórica regular como se pensa.

- **Grãos inteiros**

A dieta e a utilização de hidratos de carbono tendem a enquadrar-se em duas categorias distintas. Nem sempre é este o caso, como ficará satisfeito por saber. Uma vez que os grãos inteiros são ricos em fibras e nutrição, uma pequena quantidade mantê-lo-ia satisfeito durante muito tempo.

Portanto, saia da sua zona de conforto e experimente bulgur, farro, espelta, amaranto, kamut, millet, freekeh ou sorgo.

Cuidado

Cansaço, dores de cabeça, e irritabilidade são todos efeitos secundários do SE. Se não beber água suficiente durante o seu jejum, pode ficar desidratado.

De acordo com estudos realizados com ratos, o SE também pode levar à infertilidade. Os atletas notarão frequentemente que o ritmo dos seus treinos no ciclo energético os leva a quebrar o músculo em vez de o desenvolver.

O jejum/jejum é, portanto, teoricamente impraticável a longo prazo, uma vez que pode contribuir para o consumo excessivo durante as horas de banquete, o que prejudicaria qualquer esforço de perda de peso.

Se consumir os alimentos acima mencionados durante a dieta yo-yo, eles não podem ter os benefícios nutritivos que deseja. Quando o corpo está stressado devido a não consumir calorias suficientes, não pode utilizar os alimentos que pode consumir até ao seu potencial máximo.

A redução de peso a longo prazo, que é estável e durável, pode ser melhor. Uma vez que não existe literatura sobre SE neste momento, as consequências a longo prazo permanecem em grande parte desconhecidas.

Antes de começar JI, fale com um dietista ou nutricionista para se certificar de que é o mais adequado para si.

SE não é um convite à alimentação em binge; é uma altura para ser selectivo com o que se come. E quer se jejue ou não, os ingredientes deste livro devem ser uma grande parte da sua dieta.

3.2 Alimentos a Consumir e Prevenir Durante Jejum Intermitente

Comer legumes e frutas quando em dieta de jejum intermitente e parar os lanches açucarados e processados.

O jejum intermitente implica a alternância entre os tempos de alimentação e de jejum.

O jejum intermitente, de acordo com os proponentes, é uma forma saudável e fácil de reduzir o peso e aumentar a sua condição física. Dizem que é mais simples de manter do que outras dietas e que tem maior versatilidade do que as dietas convencionais de restrição calórica. "Em vez de confiar na restrição alimentar permanente, o jejum intermitente é uma forma de reduzir as calorias, limitando o consumo durante muitos dias por semana e consumindo apenas normalmente o resto dos dias", diz Lisa Jones, uma dietista licenciada em Filadélfia.

É crucial lembrar que o jejum intermitente é um conceito e não uma dieta rigorosa.

De acordo com Anna Kippen, uma dietista licenciada em Cleveland, "SE é uma palavra-chave para o padrão alimentar que envolve ciclos de não jejum e jejum ao longo de períodos fixos. "O jejum intermitente vem de várias maneiras".

A alimentação por tempo limitado é um dos métodos mais comuns. Recomenda a alimentação apenas durante oito horas por dia e o jejum durante as próximas 16 horas. "Ajudar-nos-á a perder peso, permitindo ao mesmo tempo que o nosso intestino e as nossas hormonas relaxem entre as refeições ao longo do nosso 'jejum'", diz Kippen.

A estratégia 5:2, em que se come normalmente e saudavelmente durante cinco dias por semana, é outra solução comum. Só se come uma refeição por dia nos dois dias restantes da semana, que podem ser entre 500 e 700 calorias. "Isto ajuda o nosso corpo a relaxar enquanto ainda cresce o número de calorias que comemos durante a semana", explica Kippen.

JI tem estado ligado à redução do peso, aumento do colesterol, regulação do açúcar no sangue, e redução da inflamação na investigação.

De acordo com um relatório divulgado, o jejum prolongado tem efeitos de largo espectro para múltiplos problemas de saúde, tais como obesidade, doenças cardiovasculares, diabetes, tumores, e distúrbios neurológicos.

De acordo com Ryan Maciel, um dietista, "seja qual for o tipo de jejum intermitente que deseje, é crucial aderir aos mesmos conceitos básicos de nutrição para o jejum intermitente que para outros planos alimentares mais saudáveis".

"Na realidade, estes (princípios) podem ser muito mais relevantes quando se vai sem comida por períodos mais longos, o que pode contribuir para comer em excesso em certas pessoas", diz Maciel.

Se estiver num plano de jejum intermitente, aqui estão poucas diretrizes a seguir:

- Coma artigos que são minimamente refinados na maior parte do tempo.
- Tenha uma variedade de proteínas magras, vegetais, frutas, carbohidratos inteligentes, e boas gorduras na sua dieta.
- Cozinhe receitas deliciosas e saborosas que poderá apreciar.
- Coma devagar e com cuidado as suas refeições até ficar satisfeito.

As dietas baseadas em jejum intermitente não incluem menus complexos. No entanto, aderindo a práticas alimentares saudáveis, aí
são alguns artigos que devem ser consumidos e aqueles que devem ser evitados.

Numa dieta de jejum prolongado, pode consumir os três alimentos seguintes:

- Frutos
- Proteínas magras
- Legumes

Proteínas Lean

De acordo com Maciel, comer proteína magra torna-o mais cheio durante mais tempo do que a maioria das dietas e ajuda-o a manter ou ganhar músculo.

Aqui estão cinco fontes de proteínas que são simultaneamente magras e saudáveis:

- Iogurte grego simples
- Tofu e tempeh
- Peito de frango
- Peixe e marisco
- Feijões, lentilhas e ervilhas

Frutos

O jejum intermitente, como qualquer outro plano de refeições, requer o consumo de alimentos ricos em nutrientes. Vitaminas, fitonutrientes (nutrientes de plantas), fibras e minerais são normalmente encontrados em vegetais e frutas. Estas vitaminas, minerais, e nutrientes podem reduzir o colesterol, a regulação do açúcar no sangue, e a saúde intestinal. Outra vantagem é a redução do teor calórico das frutas e vegetais.

Aqui estão dez frutas nutritivas para comer em jejum intermitente:

- Damascos
- Maçãs
- Amoras silvestres
- Mirtilos
- Pêssegos
- Cerejas
- Ameixas
- Peras
- Melancia
- Laranjas

Legumes

Os vegetais irão ajudá-lo a manter o seu plano de jejum intermitente. Uma dieta rica em verduras folhosas demonstrou reduzir o risco de insuficiência cardíaca, diabetes tipo 2, deficiência cognitiva, cancro, e outras doenças.

Aqui estão 6 legumes que serão benéficos para serem utilizados num plano de alimentação intermitente equilibrado:

- Espinafres
- Kale
- Couve
- Chard
- Arugula
- Colard greens

Alimentos de que se deve afastar

Certos ingredientes não podem ser consumidos como parte do protocolo JI. Evite alimentos ricos em gordura, sal e açúcar e ricos em calorias. "Eles não o vão satisfazer depois de um jejum, e podem até deixá-lo com fome", adverte Maciel. "Eles ainda não têm nada no caminho dos nutrientes".

Evite os seguintes alimentos se optar por seguir um plano de dieta intermitente:

- Batatas fritas para um lanche
- Pipocas de micro-ondas

Os alimentos que contêm muito açúcar adicionado também devem ser evitados. Segundo Maciel, o açúcar em alimentos e bebidas embalados é privado de nutrientes e contribui para calorias doces e ocas, o que não é o que se quer enquanto se está em jejum intermitente. "Porque o açúcar metaboliza demasiado depressa, eles deixam-no com fome", acrescenta ele.

3.3 Lista de Alimentos para Jejum Intermitente

Não sabe o que alimentar enquanto está em jejum intermitente? A lista definitiva de alimentos JI, apoiada pela ciência, pode ajudá-lo a tirar o melhor partido do seu caminho de perda de peso.

É difícil saber o que comer durante o JI. Isto porque o SE é um hábito alimentar e não uma dieta. Com isto em mente, criámos uma lista alimentar JI que o manterá bem à medida que vai perdendo peso.

O programa JI ensina-lhe quando deve comer, por isso não lhe diz que ingredientes deve comer. A falta de conselhos dietéticos consistentes pode oferecer a sensação de que se pode consumir o que se quiser. Outros podem ter dificuldade em seleccionar os alimentos e bebidas "apropriados" como resultado disso.

Estes não só frustram os seus planos de perda de peso como também aumentam as suas hipóteses de ser malnutrido ou sobrealimentado.

3.4 Como Escolher os Alimentos Mais Apropriados

É mais essencial comer saudavelmente através de jejum intermitente do que perder peso rapidamente. Como resultado, é vital escolher alimentos densos em nutrientes como vegetais, proteínas magras, boas gorduras e frutas.

A lista de alimentos para jejum intermitente deve incluir:

Para Proteína

A proteína tem um RDA (Indemnização dietética recomendada) de 0,8 g por kg de peso corporal. Dependendo dos seus objetivos de aptidão física e nível de exercício, as suas necessidades podem variar.

As proteínas ajudam à perda de peso diminuindo o consumo de calorias, aumentando a saciedade, e acelerando o metabolismo.

—

O aumento do consumo de proteínas ajuda muitas vezes o crescimento muscular quando emparelhado com o treino de resistência. O músculo queima mais cal do que gordura, pelo que a obtenção de mais músculo no corpo melhora o seu metabolismo.

De acordo com um relatório recente, ter mais força nas pernas ajudará os homens mais saudáveis a verterem gordura na barriga.

A lista de fast food. Intermitente para as proteínas inclui:

- Frutos do mar
- Ovos
- Produtos lácteos, por exemplo, iogurte, queijo e leite
- Feijões e leguminosas
- Sementes e nozes
- Grãos inteiros
- Soja

Para carbohidratos

Os hidratos de carbono podem representar 45-65 por cento da caloria diária, de acordo com as Diretrizes Dietéticas Americanas

Os hidratos de carbono são o principal fornecimento de energia do corpo. A proteína e a gordura são os dois restantes. Os hidratos de carbono vêm de várias maneiras. Ber, amido, e açúcar são os mais conhecidos.

Os carbohidratos têm uma reputação negativa de promover o aumento de peso. Por outro lado, os hidratos de carbono não são necessariamente iguais e nem sempre estão a engordar.

O tipo e a quantidade de hidratos de carbono que consome determinam se engorda ou não.

Certifique-se que consome dietas ricas em fibras e amido, mas mais baixas em açúcar.

De acordo com um relatório de 2015, consumir 30 g de cerveja por dia irá ajudá-lo a perder peso, aumentar os seus níveis de glicemia e baixar a sua pressão sanguínea.

A lista de fast food intermitente para os hidratos de carbono inclui:

- Beterrabas
- Batata doce
- Aveia
- Quinoa
- Arroz castanho
- Mangas
- Bananas
- Bagas
- Maçãs
- Peras
- Feijões para os rins
- Cenouras
- Abacate
- Rebentos de Bruxelas

- Brócolos
- Sementes de Chia
- Amêndoas
- grãos-de-bico

Para Gorduras

As gorduras devem representar 20% - 35% da caloria diária, de acordo com as Orientações Dietéticas para os Americanos de 2015 a 2020. A gordura saturada não permite mais de 10 por cento de calorias diárias.

Dependendo da forma de gordura, pode ser fina, maligna, ou em qualquer lugar do meio.

As gorduras trans, por exemplo, aumentam na formação, diminuem os níveis de colesterol "bom", e aumentam os níveis de colesterol "mau". Os alimentos cozinhados e os produtos cozinhados incluem-nos.

As gorduras saturadas têm sido associadas a um risco acrescido de insuficiência cardíaca. Os especialistas, por outro lado, têm pontos de vista diferentes sobre este assunto. É prudente consumi-las com moderação. As gorduras saturadas são abundantes em leite inteiro, carne vermelha, óleo de coco e produtos cozinhados.

As gorduras polinsaturadas e monoinsaturadas são exemplos de gorduras saudáveis. Estas gorduras demonstraram diminuir o risco de insuficiência cardíaca, reduzir a pressão arterial e o teor de lípidos no sangue.

Estas gorduras são abundantes em óleo de amendoim, azeite, óleo de girassol, óleo de canola, óleo de açafroa, e óleos de soja.

A lista Intermitente de alimentos em jejum para as gorduras inclui

- Nozes
- Abacates
- Ovos inteiros
- Queijo
- Sementes de Chia
- Chocolate preto
- Iogurte gordo
- Azeite virgem extra

Para promover a saúde intestinal

A saúde intestinal está ligada à saúde física, de acordo com um corpo de provas crescente. A microbiota é um conjunto de milhares de milhões de bactérias que vivem no seu estômago.

A higiene intestinal, metabolismo e saúde emocional são todos afetados por estes micróbios. Podem também ser essenciais no tratamento de uma variedade de doenças crónicas.

Como resultado, deve manter-se atento a esses insectos irritantes no estômago, particularmente se estiver a jejuar intermitentemente.

A lista alimentar JI para um intestino normal e saudável inclui:

- Legumes fermentados
- Todos os legumes

- Kombuch
- Tempeh
- Kimchi
- Sauerkraut
- Miso

A fim de manter o intestino saudável, os alimentos acima mencionados podem também ajudar a perder peso:

- Aumentar a excreção de gordura ingerida através das fezes.
- Reduzir a absorção de gordura do seu intestino.
- Redução da ingestão de alimentos.

Para Hidratação

Os critérios regulares, de acordo com as Academias Nacionais de Medicamentos, Engenharia e Ciência, são:

Para adultos, 15,5 copos (3,7 l) está certo.

Para senhoras, 11,5 copos (2,7 l) está certo.

A água, bem como os alimentos e bebidas que contêm água, são considerados fluidos.

É importante manter-se hidratado durante o jejum intermitente para o seu bem estar. Dores de cabeça, cansaço grave e nevoeiro cerebral são todos sintomas de desidratação. Se ainda sofre destes efeitos adversos do jejum, a desidratação causa-os pior ou mesmo fatal.

A lista alimentar JI para a hidratação inclui:

- Água com gás

- Água
- Melancia
- Morangos
- Chá ou café preto
- Pêssegos
- Cantaloupe
- Leite desnatado
- Iogurte simples
- Laranjas
- Pepino
- Alface
- Tomate
- Aipo

Beber muita água também pode ajudar na perda de peso. Uma investigação de 2016 mostra que uma hidratação adequada pode ajudar a perder peso:

- Incremento da queima de gordura.
- Diminuir a ingestão ou o apetite dos alimentos.

Alimentos a evitar da Lista de Alimentos JI

- Trans-fat
- Alimentos processados
- Chocolates
- Bebidas adoçadas com açúcar
- Bebidas alcoólicas

- Carne processada

Coisas a Fazer utilizando o Jejum Intermitente para Dietas Específicas

Algumas pessoas afirmam que misturar o jejum intermitente com outras dietas, tais como a dieta cetogénica ou uma dieta vegetariana, pode ajudá-las a perder peso mais rapidamente. No entanto, se isto também é ou não objecto de debate.

Se quer considerar combinar JI e a dieta keto? Considere os seguintes alimentos na sua lista de refeições de jejum intermitente com alto teor de gordura e baixo teor de hidratos de carbono:

Para Gorduras (75 por cento das calorias diárias)

- Nozes
- Abacates
- Ovos inteiros
- Queijo
- Sementes de Chia
- Chocolate preto
- Iogurte gordo
- Azeite virgem extra

Para Proteína (20 por cento das calorias diárias)

- Frutos do mar
- Ovos
- Produtos lácteos, por exemplo, iogurte, queijo e leite
- Feijões e leguminosas

- Sementes e nozes
- Grãos inteiros
- Soja

Para hidratos de carbono (5 por cento das calorias diárias)

- Beterrabas
- Batata doce
- Aveia
- Arroz castanho
- Quinoa

A Lista de Alimentos para JI Dieta Vegetariana pode incluir:

Para Proteína

- Sementes e nozes
- Grãos inteiros
- Produtos lácteos, por exemplo, iogurte, queijo e leite
- Soja
- Feijões e leguminosas

Para carbohidratos

- Beterrabas
- Batata doce
- Quinoa
- Arroz castanho
- Aveia

- Mangas
- Bananas
- Maçãs
- Feijões para os rins
- Bagas
- Peras
- Cenouras
- Brócolos
- Abacate
- Amêndoas
- Rebentos de Bruxelas
- grãos-de-bico
- Semente de Chia

Para Gorduras

- Nozes
- Abacates
- Chocolate preto
- Queijo

3.5 Jejuns Intermitentes que São Ambos Básicos, mas Eficazes

Nunca houve um padrão alimentar tão consistente nos últimos anos, que tenha beneficiado tantas pessoas.

Tem muita excitação a esse respeito.

As suas vantagens para o nosso bem estar são inegáveis.

É amplamente utilizado para ajudar as pessoas a perder peso. A explicação para isto é simples: perde-se uma refeição por dia, que é normalmente o pequeno-almoço.

Isto resulta numa redução de 600-800 calorias. Pode ser uma forma importante de perder peso quando combinada com um maior grau de exercício e atividades.

O benefício é que não é uma dieta típica em que se consumiria menos para reduzir o peso.

Concentra-se em não consumir durante um determinado período e em vez de ter água.

Isto aceleraria o processo de queima de gordura no seu corpo.

O seu corpo recebe a mensagem: Não há comida, por isso terei de depender das minhas reservas de gordura para energia.

Além disso, consumir mais cal do que se queima num espaço de tempo reduzido é mais difícil do que comer todo o dia.

Níveis mais baixos de açúcar no sangue, tensão arterial mais baixa, inflamação reduzida, maior resposta à insulina e Autofagia são outras vantagens.

A autofagia é de facto um processo evolutivo de recuperação de células que o corpo inicia após 10 - 12 horas de jejum, durando até 16 horas.

Os cientistas descobriram recentemente esta influência. Eles acreditam que essa é uma das vantagens mais importantes do jejum intermitente que aumentará significativamente a sua esperança de vida quando aliada a um estilo de vida mais saudável.

Porque é que o jejum é útil para a sua saúde?

Os nossos antepassados da idade da pedra não tinham o mesmo acesso a calorias que nós temos hoje.

Não puderam fazer compras de alimentos na loja. Não puderam ir a um drive-in do McDonald's e comprar hambúrgueres para a coca XXL e ter qualquer coisa comestível em cerca de dois minutos. Havia momentos em que havia muito para comer durante dias a fio.

Eles iriam caçar, matar um animal e alimentar o resto da sua tribo. A caça tinha sido frutífera em certas ocasiões, embora nem sempre.

Na derrota, a natureza humana teve de inventar uma forma de fornecer apoio energético ao corpo.

Como resultado, acumulou depósitos de gordura como tampões para tempos de fome.

Foram criados para fornecer nutrição ao corpo quando não havia alimentos acessíveis.

Ser um pouco gorducho era essencial para a existência da nossa espécie. A raça humana não poderia ter sobrevivido se os homens da idade da pedra se tivessem tornado tão musculosos e fortes como os culturistas atléticos. Não teriam existido depósitos de gordura a que recorrer em tempos de seca.

Qual é a sua motivação para o jejum?

Gostaríamos de afirmar desde já que o desenvolvimento deste hábito pode ser difícil.

Muitas pessoas querem tentar, mas estão a ter dificuldade em estabelecer um novo horário. Se quiserem colher as recompensas do jejum intermitente, podem distinguir-se e achar que é uma tarefa muito simples.

No entanto, deve ter a certeza do PORQUÊ.

- O que é que o motiva a fazê-lo?
- Se quiser perder peso?
- Quer estar mais energizado e menos cansado durante o dia?
- O que o leva a fazer o que faz?

É melhor escrevê-lo e afixá-lo num sítio onde o utilize frequentemente, tal como o seu local de trabalho.

Mudar os seus hábitos alimentares pode ser difícil, particularmente se estiver habituado a um apetite voraz. No entanto, é provável, e uma vez introduzido, pode encontrar uma diferença.

O jejum de 16:8, que envolve 16 horas de não consumo e uma janela de alimentação de 8 horas, é o mais comum. Descobrimos alguns truques que podem ajudá-lo a ultrapassar as 16 horas de jejum com o mínimo de perda de energia e fome. O corpo humano é um mecanismo de sobrevivência que durará dias sem comer até sofrer de anorexia.

O jejum intermitente pode ser disposto de várias maneiras:

Podia-se almoçar ao meio-dia e jantar às 20 horas. Esta é a edição mais utilizada.

Outras pessoas fazem-no das 7h às 15h; não consomem nada até irem para a cama.

A primeira escolha é mais preferível. Tudo depende de si.

Os próximos cinco hacks são orientados para a variante que se começa a comer à tarde. Comecem devagar.

Não é preciso bater-lhe logo com a cara na cara. Não há necessidade de apressar.

SE não for tão simples como poderia parecer, e nada de útil vem facilmente.

Leva tempo a habituar-se, como qualquer outro hábito. Permitir que o corpo se ajuste ao último período de alimentação durante pelo menos 20 - 30 dias.

Se for um indivíduo disciplinado à procura de uma nova tarefa, iniciar imediatamente o jejum das 16:8 pode ser uma boa ideia. No entanto, para a grande maioria das pessoas, é preferível começar devagar.

Um jejum de 12 horas deve ser considerado em primeiro lugar, particularmente se estiver habituado a comer desde o momento em que acorda até ir dormir. No início, a probabilidade de sentir dores de fome e de voltar aos seus velhos hábitos é elevada.

Aumente lenta mas firmemente o seu tempo de jejum, uma hora de cada vez, antes de chegar às 16 horas.

Quando tiver passado 16 horas sem comer, trate de si próprio com uma das suas refeições mais deliciosas. Depois mantenha-se com ele durante pelo menos 3 - 4 semanas porque seria mais difícil voltar aos velhos hábitos.

Dentro de alguns dias, encontrará mudanças na aparência, percepção de ansiedade, tranquilidade, apetite menos voraz, e alguns quilos perdidos na escala.

- **Uma chávena de café preto**

O café tem o potencial de ser um instrumento poderoso. Não tem calorias e irá ajudá-lo na sua viagem JI se for consumido sem leite ou açúcar. Os cientistas descobriram que beber café preto premium e sem quaisquer produtos químicos tem efeitos de queima de gordura. A cafeína alerta o cérebro para o facto de que está completa. É frequentemente prescrita durante dietas de emagrecimento para este fim.

Se quiser ajudar com o seu jejum intermitente, beba 2 a 3 chávenas de café. A primeira é pela manhã, seguida da segunda e terceira a meio da manhã.

O chá pode ser substituído se não puder ser bebido sem leite. Tem um impacto semelhante ao do café, mas sem calorias.

- **Assegure-se de que consome muita água**

Esta é uma das formas mais eficazes de se manter no bom caminho com o seu jejum.

Beber muitas chávenas de água antes da primeira refeição do dia provoca a acumulação de peso nas paredes do estômago, o que indica saturação.

E se não estiver a fazer jejum intermitente, pode beber um grande copo de água logo pela manhã. Uma vez que não consome durante 8 horas e transpira mais, o corpo é 70% de água e precisa de hidratação.

- **Alimentos que são ricos em proteínas**

Os alimentos com um grande teor de hidratos de carbono em breve voltarão a dar-lhe fome.

Uma vez que o pico da insulina pode cair mais rapidamente se houver menos proteínas numa refeição, é mais provável que ocorram ataques de fome vorazes.

As proteínas são responsáveis por saturar o corpo, construir o sistema muscular, e manter um sistema imunitário saudável.

Quando for num jejum de 16 horas, tente manter-se o mais longe possível dos alimentos ricos em hidratos de carbono e açucarados. Em vez disso, consuma uma tonelada de refeições ricas em proteínas, o que pode fazer com que se sinta menos faminto e oferecer-lhe mais resistência.

- **Azeite de oliva**

Nunca deve negligenciar a sua importância, e deve ter as gorduras correctas na sua dieta se quiser perder peso.

Desempenham um papel importante na produção de hormonas e no bem-estar geral.

As pessoas que não consomem muitos alimentos ricos em gordura nutritiva, tais como linhaça e azeite, marisco, frutos secos, etc., têm mais probabilidades de ter problemas hormonais e correm um maior risco de desenvolver uma variedade de doenças.

O azeite é conhecido por ter uma variedade de benefícios para a saúde, incluindo a redução dos níveis de açúcar no sangue.

Pode ter menos fome de manhã se consumir 20 - 30ml. Pode chuviscar durante as refeições, saladas, ou mesmo consumi-lo com uma colher.

O jejum tem sido muito comum nos últimos anos, e os seus benefícios para a saúde são muito subavaliados.

É irónico que, durante a maior parte da sua vida, o corpo humano tenha estado acostumado a jejuar o tempo todo. O novo sector alimentar procura dizer-nos o contrário para aumentar as receitas do comércio a retalho.

Enormes empresas alimentares, como a Nestlé, querem que consumamos o máximo possível todos os dias durante o máximo de tempo possível.

O pequeno-almoço é a refeição essencial do dia, e frases semelhantes são utilizadas para nos persuadir de que comer comida depois de nos levantarmos é essencial

Não estamos aqui para julgar o pequeno-almoço ou alguma outra refeição, e estamos conscientes de que a investigação tem provado que comer um pequeno-almoço equilibrado e nutritivo o ajudará a começar o dia de folga.

Mas não é o caso todos os dias.

Há ocasiões em que um jejum é essencial.

Tenha em mente que BREAK-Fast se refere ao acto de quebrar o jejum.

Os nossos antepassados da idade da pedra não tomavam o pequeno-almoço e pareciam sobreviver muito bem. Desde então, os nossos processos digestivos também se mantiveram inalterados. Evoluímos apenas para um ambiente onde os alimentos são acessíveis 24 horas por dia, sete dias por semana. Independentemente de optar por derramar alguns quilos ou de estar pronto para assumir a tarefa de mudar as rotinas, deve recomendar que tente jejuar com as dicas deste livro.

Capítulo 4: Os Três Programas de Jejum Intermitente

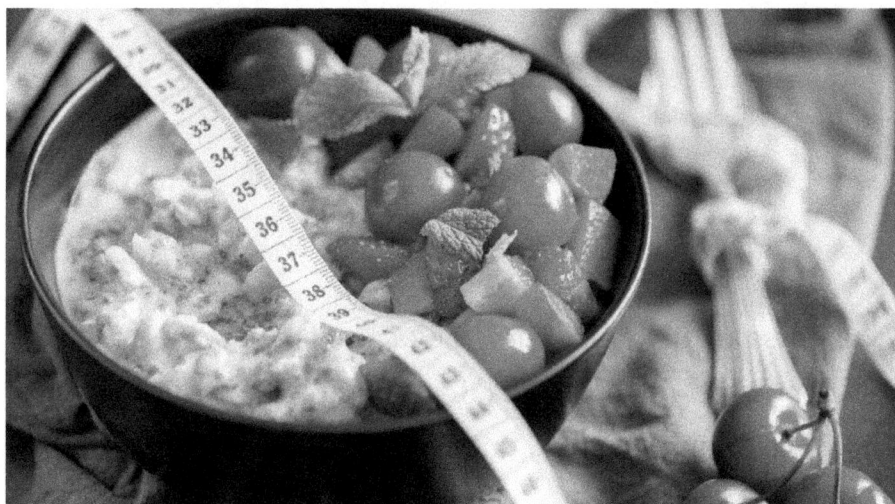

O jejum intermitente tem sido um movimento de saúde comum nos últimos anos. Diz-se que ajuda as pessoas a perder peso, aumenta a sua aptidão metabólica, e talvez até a viver mais tempo.

Esta tendência alimentar pode ser abordada de várias maneiras.

Qualquer estratégia tem potencial para ser bem-sucedida, mas determinar qual delas funciona melhor para si é uma decisão pessoal.

O jejum intermitente pode ser feito de seis formas diferentes.

4.1 O Método 16/8

	DAY 1	DAY 2	DAY 3	DAY 4	DAY 5	DAY 6	DAY 7
THE 16/8 METHOD							
Midnight / 4 AM / 8 AM	FAST	FAST	FAST	FAST	FAST	FAST	FAST
12 PM	First meal	First meal	First meal	First meal	First meal	First meal	First meal
4 PM	Last meal by 8pm	Last meal by 8pm	Last meal by 8pm	Last meal by 8pm	Last meal by 8pm	Last meal by 8pm	Last meal by 8pm
8 PM / Midnight	FAST	FAST	FAST	FAST	FAST	FAST	FAST

O processo 16/8 implica jejum de 14 a 16 horas por dia e limitar a sua janela de alimentação a 8 a 10 horas.

Pode consumir duas, três, ou mesmo quatro refeições durante o tempo de alimentação.

O guru da boa forma Martin Berkhan popularizou esta forma, que também é reconhecida como o protocolo de ganhos Lean.

É tão simples como não consumir algo depois do jantar e perder o pequeno-almoço para seguir este processo de jejum.

Se tiver a sua última refeição às 20:00 horas e não voltar a comer antes do meio-dia do dia seguinte, terá jejuado durante 16 horas.

As mulheres são normalmente aconselhadas a jejuar durante apenas 14 a 15 horas, uma vez que tendem a ter um bom desempenho com jejuns mais curtos.

Esta abordagem pode ser difícil de ajustar no início para as pessoas com fome de manhã e que gostam de consumir o pequeno-almoço. Por outro lado, muitas pessoas que fazem o pequeno-almoço, alimentam-se desta forma instintivamente.

Pode beber café, água e outras bebidas de baixo teor calórico durante o jejum, fazendo-o sentir menos fome.

É importante concentrar-se no consumo de alimentos nutritivos através da sua janela de alimentação. Se comer muito fast food ou consumir um número insalubre de calorias, esta abordagem não terá sucesso.

Resumo da Abordagem 16/8:

Os homens estão em jejum durante 16 horas, e as mulheres estão em jejum durante 14-15 horas todos os dias. Limitará a sua alimentação a um período de 8 a 10 horas por dia, durante o qual tomará duas refeições.

São recomendadas três ou mais refeições.

4.2 A Dieta 5:2

THE 5:2 DIET						
DAY 1	DAY 2	DAY 3	DAY 4	DAY 5	DAY 6	DAY 7
Eats normally	Women: *500 calories* Men: *600 calories*	Eats normally	Eats normally	Women: *500 calories* Men: *600 calories*	Eats normally	Eats normally

A dieta 5:2 implica comer regularmente cinco dias por semana e limitar o seu consumo calórico a 500 a 600 calorias nos outros dois dias.

Michael Mosley, um repórter britânico, popularizou esta dieta, também conhecida como a Dieta Rápida.

Nos dias de jejum, as mulheres devem consumir 500 cal, e os homens devem consumir 600 cal.

Pode, por exemplo, comer regularmente todos os dias, expecto às quintas e segundas-feiras. Consome duas pequenas refeições de 250 cal cada uma para as mulheres e 300 cal cada uma para os homens durante esses dois dias.

Nenhum ensaio avalia a dieta 5:2 em si, como os oponentes corretamente assinalam, mas há muitos estudos sobre as vantagens do jejum intermitente.

Resumo da Abordagem Diet 5:2:

A dieta consiste em consumir 500 a 600 calorias dois dias por semana

Os restantes cinco dias são normalmente de folga.

4.3 Parar de Comer

EAT-STOP-EAT

DAY 1	DAY 2	DAY 3	DAY 4	DAY 5	DAY 6	DAY 7
Eats normally	24-hour fast	Eats normally	Eats normally	24-hour fast	Eats normally	Eats normally

Uma ou duas vezes por semana, Eat Stop Eat requer um jejum de 24 horas.

O especialista em Fitness Brad Pilon popularizou esta forma, que tem sido muito comum durante alguns anos.

Isto leva a um jejum perfeito de 24 horas se jejuar de um dia para o jantar no dia seguinte.

Fez um rápido e perfeito jantar de 24 horas se terminar o jantar às 19:00 de segunda-feira e não se alimentar novamente antes do jantar às 19:00 de terça-feira. O resultado é o mesmo se jejuar de almoço para almoço ou de pequeno-almoço para pequeno-almoço.

Durante o jejum, líquidos como café, água e outras bebidas de baixo teor calórico são tolerados, mas alimentos sólidos não o são.

Deve fazer dieta normalmente durante os ciclos de alimentação enquanto se tenta perder peso. Por outras palavras, pode consumir tanto quanto consumiria se não estivesse a jejuar de todo.

Um jejum completo de 24 horas pode ser um desafio para certos indivíduos, o que é uma possível desvantagem para esta abordagem. No entanto, não é necessário fazer all-in imediatamente. É perfeito, para começar, 14 a 16 horas e trabalhar a sua subida.

Resumo da abordagem Eat Stop Eat Eat:

Um programa JI com 1 ou 2 jejuns de 24 horas todas as semanas.

4.4 Jejum de dias alternados

ALTERNATE-DAY FASTING

DAY 1	DAY 2	DAY 3	DAY 4	DAY 5	DAY 6	DAY 7
Eats normally	24-hour fast OR Eat only a few hundred calories	Eats normally	24-hour fast OR Eat only a few hundred calories	Eats normally	24-hour fast OR Eat only a few hundred calories	Eats normally

Faz jejum todos os dias enquanto pratica o jejum de dias alternados.

Esta abordagem está disponível numa variedade de formas. Durante os dias de jejum, alguns deles produzem cerca de 500 calorias.

Esta técnica foi utilizada em vários dos ensaios com tubos de ensaio que mostraram os efeitos na saúde do jejum intermitente.

Um jejum completo em qualquer outro dia pode parecer excessivo, por isso não é sugerido para principiantes.

Esta abordagem pode fazer com que se vá para a cama com fome várias vezes por semana, o que é desagradável e improvável de ser sustentável a longo prazo.

Resumo da abordagem de jejum de dias alternados:

Faz-nos jejuar todos os dias, ou não consumindo algo ou comendo apenas algumas centenas de calorias por dia.

4.5 A Dieta do Guerreiro

THE WARRIOR DIET

	DAY 1	DAY 2	DAY 3	DAY 4	DAY 5	DAY 6	DAY 7
Midnight							
4 AM	Eating only small amounts of vegetables and fruits	Eating only small amounts of vegetables and fruits	Eating only small amounts of vegetables and fruits	Eating only small amounts of vegetables and fruits	Eating only small amounts of vegetables and fruits	Eating only small amounts of vegetables and fruits	Eating only small amounts of vegetables and fruits
8 AM							
12 PM							
4 PM	Large meal	Large meal	Large meal	Large meal	Large meal	Large meal	Large meal
8 PM							
Midnight							

Ori Hofmekler popularizou a Dieta do Guerreiro.

Nesta dieta, só se consomem vegetais e fruta ao almoço e ao jantar.

Tudo o que tem de fazer é jejuar todo o dia e alimentar-se num período de quatro horas de alimentação.

A Dieta Guerreira foi uma das primeiras dietas JI a ter sucesso. Este estilo de vida tem muitos dos mesmos princípios que a dieta paleo - principalmente ingredientes inteiros, não processados.

Resumo da Abordagem da Dieta Guerreira:

A Dieta Guerreira recomenda o consumo de pequenas porções de frutas e legumes por dia e depois uma grande refeição todas as noites.

4.6 Salto Espontâneo de Refeições

SPONTANEOUS MEAL SKIPPING

DAY 1	DAY 2	DAY 3	DAY 4	DAY 5	DAY 6	DAY 7
Breakfast	Skipped Meal	Breakfast	Breakfast	Breakfast	Breakfast	Breakfast
Lunch	Lunch	Lunch	Lunch	Lunch	Lunch	Lunch
Dinner	Dinner	Dinner	Dinner	Skipped Meal	Dinner	Dinner

Não é necessário seguir um regime formal de jejum intermitente para desfrutar de qualquer uma das recompensas. Também se pode optar por passar um ou dois dias sem comer, como por exemplo quando se está ocupado e não se quer alimentar.

A ideia de que as pessoas devem alimentar-se de poucas em poucas horas, para evitar atingir o modo de fome ou perder músculo, não tem muita validade. é possível passar longos períodos sem comer sem causar dificuldades ao corpo

Se não tiver muita fome no dia, tome um bom pequeno-almoço, mas um almoço e jantar leve. Quer esteja fora e não tenha algo que goste de consumir, tome uma pequena ou nenhuma refeição.

Este é essencialmente um jejum intermitente, quer falte apenas uma ou duas refeições.

Certifique-se de que consome alimentos nutritivos em outras ocasiões por dia.

Resumo da abordagem de saltar refeições espontâneas:

Uma alternativa ao tradicional jejum intermitente é perder uma ou duas refeições quando não se tem fome ou não se tem a oportunidade.

Por favor note

Embora o jejum intermitente possa ser um instrumento eficaz para a perda de peso, algumas pessoas pensam que não é eficaz para as mulheres. Os indivíduos que têm ou estão predispostos a distúrbios alimentares devem evitá-los.

Talvez queira tentar, por isso escolha cuidadosamente a sua dieta. Não se pode dar ao luxo de consumir alimentos não saudáveis enquanto estiver a consumir, e esperar obter resultados saudáveis.

Capítulo 5: Como Desenvolver um Programa de Jejum Apropriado

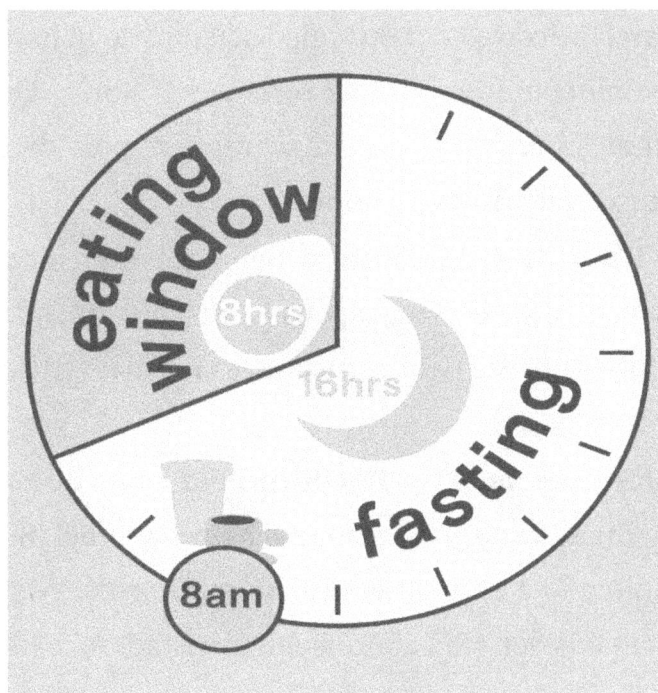

5.1 A forma mais simples de começar o Jejum Intermitente

A maneira mais fácil de começar a jejum intermitente com o pé direito e evitar erros é enfatizar o valor de consumir alimentos inteiros limpos quando se está em jejum.

Mas primeiro, vejamos as diferentes formas de jejum para que possa descobrir qual é a mais adequada para si. Isso é crucial, como sabe. Escolha a estratégia que acredita que lhe daria os melhores resultados e comece a trabalhar. Ambas as escolhas são viáveis, dependendo do estilo de vida e dos objectivos finais. Vamos começar:

- **O método 16/8:** O que implica jejum de 16 horas e uma boa alimentação para as restantes 8 horas. Quebrar o jejum às 12 horas do dia seguinte depois de comer a última refeição às 20 horas.

- **A Técnica 5/2:** Consome regularmente cinco dias da semana e selecciona apenas refeições de 500 a 600 calorias por dia para os restantes dois dias (250 a 300 cal cada refeição).

- **A Estratégia Stop-Eat-Stop:** Faz jejum de 24hrs uma ou duas vezes por semana neste regime. Se estiver habituado a alimentar três ou quatro refeições por dia, esta pode ser uma abordagem assustadora a adoptar no início.

- **A abordagem de dia alternado:** A regra deste método é alimentar-se dia sim, dia não. É normal consumir 500 cal em dias de jejum e consumir o que se quiser em dias sem jejum.

- **O processo de saltar refeições aleatórias:** Este método JI implica saltar refeições quando necessário.

Ganhará com ele, mesmo que não seja um sistema regimentado.

5.2 Vantagens do Jejum Intermitente

É importante considerar o impacto de uma dieta de jejum no seu corpo a fim de permanecer a bordo e alcançar os seus objectivos. Saber o que esperar irá ajudá-lo a manter-se motivado enquanto se adapta ao SE.

- Uma vez que não se come para aumentar os níveis de glucose no sangue, o Jejum Intermitente baixa os níveis de insulina. Como resultado, o organismo retira nutrição das reservas de gordura.

- A melhoria do fornecimento de sangue ao cérebro aumenta a nitidez neurológica e emocional.

- Os níveis de energia subiriam.

- Os níveis de hormonas de crescimento humano aumentam, o que tem um impacto benéfico no crescimento da massa muscular e densidade óssea.

- À medida que as células envelhecidas morrem, elas são fixadas e substituídas.

- Os rins ajudam a reduzir a pressão sanguínea, removendo o sal e a água extra. Isto ajuda ainda mais na redução da inflamação no interior do corpo.

- A quantidade de colesterol mau (LDL) diminui, enquanto que a quantidade de colesterol bom (HDL) aumenta.

5.3 Se Erros e Formas de os evitar

- **Descolagem rápida com Jejum Intermitente**

Um dos maiores erros que se pode criar é começar tão rapidamente. Se saltar para o SE sem primeiro o facilitar, irá preparar-se para o fracasso. Pode ser difícil passar de três refeições normais ou seis pequenas refeições por dia para um consumo dentro de um período de quatro horas, por exemplo.

Em vez disso, eventualmente, introduzir o jejum. Se optar por utilizar o processo 16/8, aumente gradualmente o período entre as refeições para que possa funcionar facilmente em 12 horas. Depois, para reduzir a janela para 8 horas, adicione alguns minutos por dia antes de lá chegar.

- **Escolha o Plano de Jejum Intermitente Errado**

Já fez compras de alimentos inteiros como peixe e aves, frutas e legumes, e de lados nutritivos como leguminosas e quinoa, e está disposto a prosseguir o Intermitent Fasting para perda de peso. A questão é que não seleccionou a estratégia JI que irá assegurar o seu desempenho. Se for ao ginásio seis dias por semana, jejuar absolutamente em dois desses dias pode não ser a melhor opção para si.

Em vez de saltar para uma estratégia sem se preocupar com ela, examine o seu estilo de vida e escolha o plano que melhor se adapta à sua rotina e comportamentos.

- **Comer em excesso na Janela do Jejum**

O tempo reduzido que resta para consumir requer comer menos calorias, o que é uma das razões pelas quais os indivíduos querem seguir o Jejum Intermitente. Por outro lado, alguns indivíduos podem consumir o seu número habitual de calorias durante a janela do jejum. É possível que não perca peso em resultado disto.

Não consumir o consumo diário de calorias de 2000 cal na ranhura. Em vez disso, aponte para uma ingestão calórica de 1200 - 1500 cal durante o tempo em que está a quebrar o jejum. Se jejuar durante quatro, seis ou oito horas, o número de refeições que consome pode ser determinado pela duração da janela de jejum. Se se encontrar num estado de fome e precisar de se alimentar, repensar a dieta que deseja seguir, ou tirar um dia de folga do JI para se concentrar, então volte ao caminho certo.

- **Em Janela de Jejum, comer os Alimentos Errados**

O excesso de comida anda de mãos dadas com o erro do Jejum Intermitente de consumir as coisas erradas. Não se sentiria bem se tivesse um tempo de jejum de seis horas e o enchesse com alimentos processados, salgados ou açucarados.

A base da sua dieta torna-se em carnes magras, boas gorduras, amêndoas, leguminosas, grãos não processados, e vegetais e frutas saudáveis. Além disso, enquanto não estiver a jejuar, tenha em mente algumas ideias alimentares saudáveis:

Em vez de comer num bar, cozinhar e comer em casa.

Ler rótulos de dieta e aprender sobre aditivos, incluindo xarope de milho com alto teor de frutose e óleo de palma refinado que não é permitido.

Fique atento aos açúcares escondidos e restrinja o consumo de sódio.

Em vez de ingredientes refinados, preparar alimentos inteiros.

Fibra, hidratos de carbono equilibrados e gorduras, e proteína magra podem estar todos presentes no seu prato.

- **Limitação de Calorias na Janela do Jejum**

E, existe um fenómeno de restrição calórica que é excessivo. Não é seguro comer menos de 1200 cal durante a janela do jejum. Não só isso, mas tem o potencial de abrandar a sua taxa metabólica. Se atrasar tanto o seu metabolismo, vai começar a perder massa muscular em vez de a ganhar.

Para deixar de cometer este erro, planeie as suas refeições para a semana seguinte no fim-de-semana. Terá refeições equilibradas e nutritivas na ponta dos seus dedos num instante. Quando for altura de comer, poderá escolher entre várias opções boas, saborosas e equilibradas em termos de calorias.

- **Quebrar a Intermitência Rápida sem Percebê-la**

É necessário estar consciente dos disjuntores rápidos secretos. Percebeu que mesmo o sabor do açúcar faz com que o cérebro liberte insulina? Isto desencadeia a libertação de insulina, quebrando essencialmente a alta. Aqui estão alguns alimentos, suplementos e itens inesperados que podem parar um jejum e desencadear uma resposta de insulina:

1. Suplementos contendo pectina e maltodextrina, bem como outros aditivos
2. O açúcar e a gordura são utilizados em suplementos como as vitaminas das gomas de urso.
3. Usando colutório e pasta de dentes com xilitol como adoçante
4. O açúcar pode ser utilizado no embrulho de analgésicos como Advil.

Quebrar o jejum é um erro comum do Intermitent Fasting. Quando não estiver a alimentar-se, limpe os dentes com uma mistura de bicarbonato de sódio e água, e reveja atentamente os rótulos antes de consumir suplementos e vitaminas.

- **Bebendo Insuficientemente durante o Jejum Intermitente**

SE for necessário que se mantenha hidratado. Tenha em mente que o corpo não está a absorver a água que normalmente será absorvida com alimentos. Como resultado, se não for paciente, os efeitos colaterais podem expulsá-lo. Se se encorajar a ficar desidratado, pode sentir náuseas, cólicas musculares, e fome extrema.

Incluir também o seguimento no dia para evitar este erro para evitar sinais desagradáveis incluindo cãibras e dores de cabeça:

1. água
2. 2 colheres de sopa de vinagre de maçã e água (isto pode até reduzir a sua fome)
3. uma chávena de café preto
4. Chá verde, chá preto, chá de ervas, chá oolong

- **Quando o Jejum Intermitente, as Pessoas Não se Exercitam Realmente**

Algumas pessoas assumem que não podem fazer exercício durante um tempo SE, quando é a circunstância perfeita. O exercício faz queimar gordura que foi acumulada no seu corpo. Além disso, quando se exercita, os níveis de Hormonas de Crescimento Humano aumentam, ajudando no crescimento muscular. Existem, no entanto, certas diretrizes a obedecer para se tirar o máximo proveito dos exercícios.

Tenha em mente os seguintes pontos para alcançar o máximo resultado dos seus esforços:

1. Programe os seus treinos para coincidir com os horários das refeições, e só consuma hidratos de carbono nutritivos e proteínas dentro de trinta minutos após terminar os seus treinos.

2. Se o treino for extenuante, certifique-se de que se alimenta previamente para reabastecer as reservas de glicogénio.

3. Concentre o treino no método de jejum; se estiver em jejum durante 24 horas, não faça algo extenuante todos os dias.

4. Durante o exercício rápido, e particularmente durante o exercício, manter-se hidratado.

5. Preste atenção aos sinais do corpo; se começar a sentir-se cansado ou tonto, descanse ou pare de fazer exercício.

- **Tornar-se tão difícil para si próprio enquanto se descuida de forma intermitente**

Um engano não significa perda! Terá dias em que uma dieta JI é especialmente difícil, e pensa que não será capaz de se manter a par. É perfeitamente aceitável fazer uma pausa, se necessário. Reserve um dia para se reorientar. Mantenha-se fiel ao plano alimentar equilibrado, mas entregue-se a surpresas como um espantoso batido de proteínas ou um prato de brócolos e carne de vaca nutritivos no dia seguinte.

Não escorregue para o poço de ter o Jejum Intermitente a tomar conta de toda a sua vida. Considere-o como parte da sua boa rotina; apenas não se esqueça de tomar conta de si de outras formas. Desfrute de um livro, leia, faça exercício, passe mais tempo com os seus companheiros, e viva da forma mais saudável possível. É apenas parte do processo de ser a versão mais forte de si mesmo.

Capítulo 6: Como Exercer com Segurança durante o Jejum Intermitente

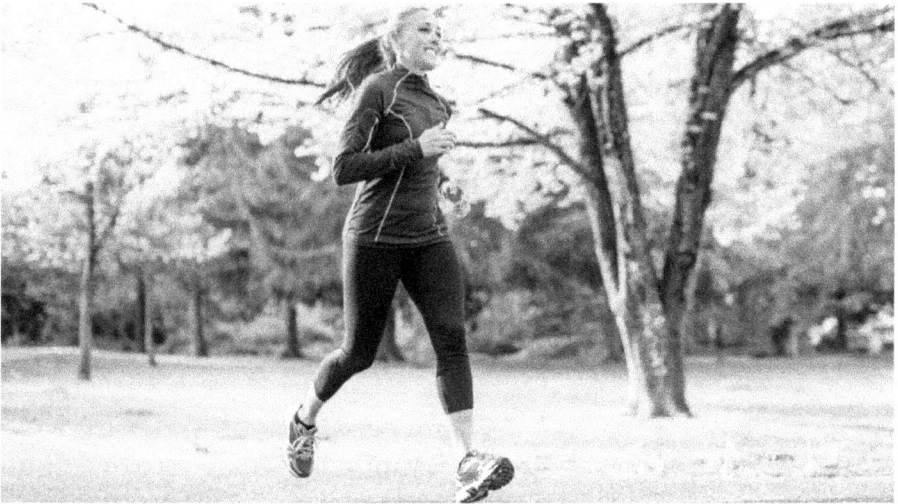

6.1 As vantagens e os riscos do exercício durante um exercício rápido

Quer seja novo em jejum intermitente ou em jejum por alguma causa e queira continuar a trabalhar fora, há alguns prós e contras a lembrar quando decidir fazer exercício quando jejuar. De acordo com certos estudos, o exercício em jejum altera a bioquímica muscular e o metabolismo, que estão relacionados com a sensibilidade à insulina e o controlo do nível de açúcar no sangue.

Comer e exercitar-se logo a seguir, até à digestão ou absorção, tem demonstrado muitas vezes ser benéfico. Isto é especialmente significativo para as pessoas que têm diabetes tipo 2 ou sofrem de síndrome metabólica.

Segundo Chelsea Amengual, uma vantagem do jejum é que os seus hidratos de carbono acumulados, identificados como glicogénio, estão mais definitivamente esgotados, o que significa que estará a queimar mais gordura para alimentar o seu exercício.

Será que a perspectiva de queimar mais gordura é atraente? Há uma desvantagem para a tendência de jejum cardio que deve estar ciente antes de saltar a bordo.

É provável que, se se exercitar quando se jejua, o corpo possa começar a quebrar os músculos e a utilizar proteínas como alimento, segundo Amengual. "E também, é mais provável que atinja uma parede", continua ela, "o que garante que terá menos resistência e não será capaz de trabalhar tanto ou fazer tão bem".

SE e exercício a longo prazo não é adequado. "O corpo reduz-se de calorias e energia, o que pode fazer abrandar o metabolismo", continua ela.

Deve Exercitar-se Enquanto Joga?

- Seria capaz de queimar mais gordura.
- Se jejuar durante um longo período de tempo, o seu metabolismo pode abrandar.

- Poderá não ser capaz de proporcionar o melhor esforço durante os treinos.

- Pode perder massa muscular ou apenas ser capaz de reter massa muscular em vez de a desenvolver.

6.2 Obter uma boa sessão de treino enquanto se jejua

Se optar por praticar o jejum intermitente enquanto continua a fazer exercício, há alguns itens que pode fazer para manter o seu treino mais bem-sucedido.

- **Considere A Embalagem**

Quando se trata de obter mais sucesso no treino em jejum, há três coisas a considerar: se pode fazer exercício antes, depois, ou depois da janela de abastecimento de combustível.

O protocolo 16:8 é uma forma comum de JI. A ideia implica comer tudo durante um período de 8 horas de abastecimento de combustível antes de jejuar durante 16 horas.

"Exercício antes da janela é melhor para alguém que faz bem durante um treino de estômago vazio, e trabalhar durante a janela é bom para alguém que não quer trabalhar de estômago vazio mas precisa de tirar partido da nutrição pós-treino", diz ele. Durante é a escolha mais segura para o sucesso e regeneração, de acordo com Shuff.

Ele continua, "Depois da janela é para aqueles que querem fazer exercício após o abastecimento de combustível, mas não têm tempo para o fazer durante a janela de alimentação".

- **Decida o tipo de exercício que pode realizar dependendo das suas macros**

Lynda Lippin, uma formadora de fitness licenciada, diz que é essencial dar atenção aos macronutrientes que consome no dia antes e depois do seu treino.

Os exercícios de potência, por exemplo, requerem mais carbohidratos no dia do exercício, enquanto que os exercícios de intervalo de alta intensidade cardíaca podem ser realizados num dia de carbohidratos mais baixos, descreve ela.

- **Para desenvolver ou manter a força, coma os alimentos certos durante o exercício**

De acordo com o Dr. Niket Son pal, a forma mais fácil de combinar JI e fitness é agendar os seus exercícios durante os seus ciclos alimentares de modo a que os seus níveis nutricionais estejam ao seu mais alto nível.

"É também essencial que o corpo tenha proteínas após um exercício de levantamento tão pesado para ajudar na regeneração", continua ele.

Amengual recomenda comer hidratos de carbono e cerca de 20 g de proteína dentro de trinta minutos após o treino, após algum exercício de força.

6.3 Como se trabalha confortavelmente enquanto se jejua?

A eficácia de qualquer programa de redução de peso ou de aptidão física é determinada pelo grau de segurança que se pretende manter ao longo do tempo. Mantenha-se na zona segura se o seu objectivo geral for o de derramar gordura corporal e preservar o seu nível de saúde ao fazer SE. Aqui estão poucas sugestões profissionais para o ajudar a fazê-lo.

- **Seguir de perto o Exercício Mild- Para Alta Intensidade com Uma Refeição**

Isto é quando o valor da preparação de refeições cai em acção. É crucial, segundo Khorana, comer antes de um exercício de baixa ou alta intensidade. Como consequência, o corpo pode ter alguns suprimentos de glicogénio para extrair para alimentar o seu exercício.

- **Mantenha-se. Hidratado**

É importante notar que o jejum não implica desidratação, de acordo com a Sonpal. Na realidade, ele aconselha a beber mais água ao jejuar.

- **Manter um equilíbrio electrolítico saudável**

A água de coco, segundo o Sonpal, é uma fonte de hidratação saudável e de baixas calorias. Afirma que repõe electrólitos, tem um sabor agradável, e é baixa em calorias. Deixa de consumir demasiado Gatorade ou bebidas atléticas, uma vez que são ricas em açúcar.

- **Manter um Baixo Nível de Intensidade e Duração**

Descanse se se sentir tonto ou tonto depois de se empurrar com tanta força. É importante prestar atenção ao corpo.

Pense no tipo de jejum que estará a fazer.

Se estiver a fazer um jejum esporádico de 24 horas, Lippin recomenda a realização de exercícios de baixa intensidade, como por exemplo:

1. Jogging
2. Yoga para relaxamento
3. Pilates é um exercício suave

No entanto, como a maior parte das 16 horas de jejum são passadas à noite, dormindo, e de manhã cedo se estiver a fazer o jejum das 16:8, manter uma certa forma de treino não é tão essencial.

6.4 Preste atenção ao corpo

Ao fazer exercício durante o jejum intermitente, o essencial a lembrar é ouvir o seu corpo.

"Se tiver tendência a sentir-se cansado ou tonto, é provável que tenha um baixo nível de açúcar no sangue ou que esteja desidratado", diz Amengual. Se for esse o caso, ela recomenda que se comece com uma bebida de carboneto-eletrólito e depois se coma um almoço bem equilibrado.

Embora o exercício e o SI possam ser benéficos para certos indivíduos, outros podem sentir-se desconfortáveis ao fazer exercício enquanto jejuam.

Antes de iniciar qualquer regime alimentar ou de aptidão física, consultar o médico ou o profissional de saúde.

6.5 É possível perder peso mais rapidamente se se exercitar com um estômago vazio?

Já alguma vez foi aconselhado a fazer exercício com o estômago vazio? A cardioplastia acelerada, ou cardio realizada antes ou depois de comer, é um assunto comum na comunidade de saúde e dieta.

Há apoiantes e detractores, como acontece com muitos fenómenos de bem-estar.

Alguns indivíduos juram que é uma forma rápida e fácil de perder peso, enquanto outros pensam que é uma perda de tempo e esforço.

O jejum não indica frequentemente que se está a seguir um horário de jejum intermitente. Pode ser tão fácil como dirigir-se a uma corrida logo pela manhã e depois tomar o pequeno-almoço.

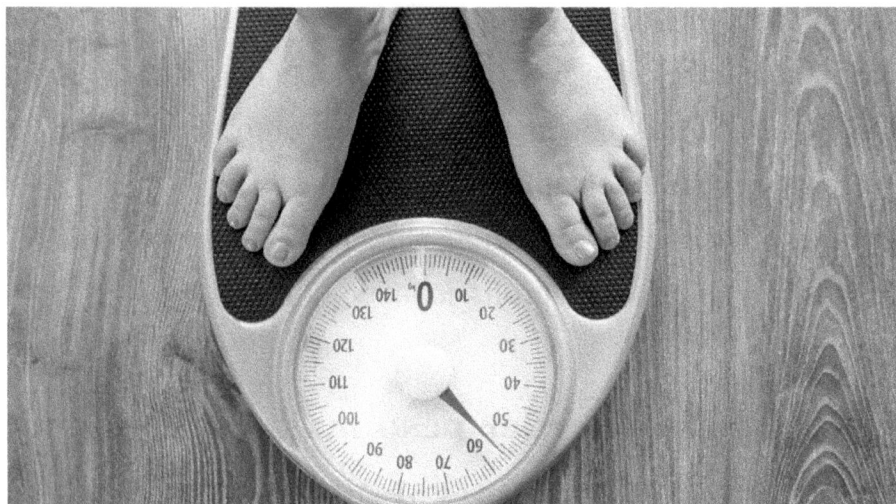

As vantagens e armadilhas do jejum cardio foram abordadas com três especialistas em saúde e dieta. É isto que eles têm a sugerir sobre o assunto.

- **Dando-lhe um tiro:** Pode ser capaz de queimar mais gordura se fizer alguma cardiologia em jejum.

Em círculos de perda de peso e exercício, a utilização da passadeira ou do ciclo vertical para uma sessão de treino antes de comer é popular. A perspectiva de perder mais gordura é muitas vezes o principal motivador. Então, como funciona na prática?

Emmie Satrazemis, uma nutricionista desportiva licenciada, diz: "Não obter calorias extra ou alimentos à mão, quer de uma refeição recente quer de um lanche pré-treino, leva o corpo a concentrar-se no combustível armazenado, que tende a ser glicogénio e gordura armazenada".

Exercício de manhã após jejum de 8 - 12 horas através do sono, de acordo com uma fonte reputada, irá ajudá-lo a queimar até 20 por cento mais gordura. No entanto, alguns estudos indicam que tem pouco efeito na perda total de gordura.

- **Ignorar:** Se procura ganhar massa muscular, é necessário consumir antes de um exercício cardio.

Contudo, há uma distinção a fazer entre ganhar massa muscular e manter a massa muscular.

"Desde que consuma proteínas suficientes e utilize os seus músculos, mostra que a massa muscular está muito bem mantida, mesmo num défice de cal", explica Satrazemis.

Isto porque os aminoácidos não são tão ideais como os hidratos de carbono e gordura armazenados enquanto o seu corpo está à procura de alimentos. Satrazemis, por outro lado, afirma que o fornecimento de energia instantânea é mínimo e que o exercício demasiado duro durante demasiado tempo quando o jejum pode fazer com que fique sem energia ou comece a quebrar mais músculo.

Ela também afirma que comer após um treino ajuda-o a regenerar estas lojas e curar os danos musculares que ocorreram durante o seu treino.

- **Dando-lhe um tiro:** Adora a forma como o jejum cardio ajuda o seu corpo a soar.

Esta explicação pode parecer óbvia, mas não é invulgar perguntarmo-nos por que razão fazemos as coisas, mesmo que elas nos façam felizes. Como resultado, Satrazemis acredita que a escolha de prosseguir o jejum cardiovascular é uma escolha pessoal. "Algumas pessoas gostam de fazer exercício com o estômago vazio, enquanto outras fazem melhor enquanto comem", explica ela.

- **Don't Do It:** Actividades que exigem muita força e ritmo podem ser feitas com comida no estômago.

Segundo David Chesworth, um instrutor de fitness licenciado pelo ACSM, se pretende fazer um exercício que requer grandes quantidades de força ou ritmo, pode comer antes de fazer certos exercícios.

Ele explica porque é que a glicose é o melhor combustível para operações de força e ritmo, uma vez que é o tipo de energia mais rápida. "A fisiologia não fornece normalmente as ferramentas ideais para esta forma de trabalho em estado de jejum", acrescenta Chesworth. Como resultado, se se quiser ser rápido e forte, ele recomenda o treino depois de comer.

- **Dê-lhe um tiro:** Se estiver a lidar com questões de IG, o jejum cardio pode ser benéfico.

Se comer uma refeição ou talvez mesmo um lanche antes de realizar o exercício, pode sentir náuseas durante todo o treino. "Isto é particularmente válido de manhã, bem como com alimentos ricos em fibras e gorduras", diz Satrazemis. Se não puder pagar uma refeição maior ou não tiver pelo menos dois dias para a processar, poderá ser melhor servido comendo qualquer coisa com um simples fornecimento de energia ou fazendo exercício quando jejuado.

- **Não o faça:** Tem um problema médico.

Deve estar em excelente forma para fazer cardio em condições de jejum. Deve também lembrar-se de problemas de saúde como tensão arterial baixa ou baixo nível de açúcar no sangue, que podem induzir tonturas e colocá-lo em risco de lesões, de acordo com Satrazemis.

6.6 Dicas para a realização de Cardio Rápido

Se desejar tentar o jejum cardio, tenha em mente as seguintes directrizes para garantir a sua segurança:

- Não fazer exercício durante mais de 60 minutos sem consumir.
- Escolher exercícios que sejam leves a de baixa intensidade.

- A água potável faz parte do jejum cardio, pelo que permanece hidratada.

- Lembre-se de que o seu estilo de vida global, particularmente a sua dieta, tem um impacto maior na perda ou ganho de peso do que a frequência dos seus treinos.

- Preste atenção à saúde e faça o que lhe parece correcto. Se não tiver a certeza se pode ou não fazer cardiologia em jejum, procure o conselho de um nutricionista licenciado, um personal trainer, ou um médico.

6.7 Tipos de JI que são melhores para as mulheres

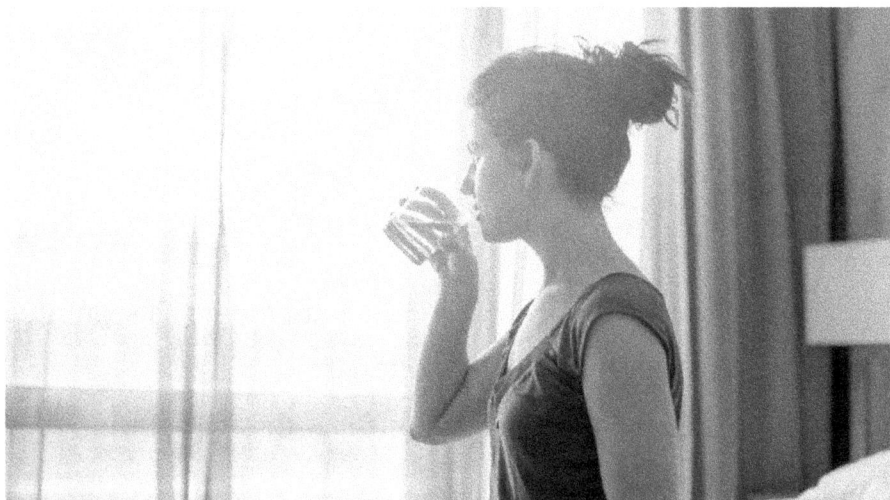

Não existe uma solução de tamanho único para dietas. Isto também é válido com jejum prolongado.

As mulheres podem, em média, adoptar uma abordagem mais calma do que os homens.

Tempos de jejum mais curtos, menos dias de jejum, e comer uma quantidade limitada de calorias em dias de jejum são também escolhas potenciais.

Aqui estão algumas das melhores opções de jejum intermitente para as mulheres:

- **Método Crescendo**

12-16 horas Jejum duas vezes por semana durante 2 a 3 dias. Os dias de jejum não devem ser simultâneos e devem ser distribuídos uniformemente ao longo da semana (Seg, Quar e Sex).

- **O Protocolo Eat-Stop-Eat (também conhecido como o Protocolo de 24 Horas)**

Uma ou duas vezes por semana, ir numa facilidade completa de 24 horas (máximo de 2 vezes por semana para as mulheres). Comece com jejuns de 14 a 16 horas e trabalhe a sua subida.

- **5:2 Dieta (Também conhecida como "A Dieta Rápida")**

Dois dias por semana, limite a cal a 25% da sua dieta habitual (aproximadamente 500 cal) e coma regularmente os outros cinco dias. Os dias de jejum podem ser separados por um dia.

- **Jejum de Dia Alternativo Actualizado**

Os dias alternados são de jejum mas consomem regularmente em dias sem jejum. Num dia de jejum, é necessário comer 20-25 por cento da sua ingestão calórica normal (cerca de 500 calorias).

- **O Método 16/8 (também conhecido como a "Abordagem dos ganhos Lean")**

Isto envolve jejum de dezasseis horas por dia e o consumo de todas as refeições no prazo de 8 horas. As mulheres podem começar com jejuns de 14 horas e trabalhar até 16 horas.

É também necessário comer bem durante as horas sem jejum, independentemente da opção escolhida. Não se desfruta da mesma redução de peso e dos mesmos efeitos sobre a saúde se se consumir muitos artigos gordurosos e densos em calorias durante as horas sem jejum.

No final do seu dia, a abordagem certa é algo que pode manusear e manter ao longo do tempo, sem causar quaisquer efeitos prejudiciais à saúde.

Conclusão

O jejum intermitente é uma forma de comer que alterna entre o jejum e os tempos de alimentação. Não lhe diz os alimentos a consumir, mas sim quando os pode comer.

Desta forma, é mais corretamente definido como um estilo de alimentação do que uma dieta no senso comum. Os jejuns regulares de 24 horas ou 16 horas duas vezes por semana são duas práticas populares de jejum intermitente.

O jejum intermitente é um dos fenómenos de saúde e bem-estar mais influentes do mundo neste momento. As pessoas utilizam-no para perder peso, fortalecer o seu bem-estar e aliviar as suas vidas. As vantagens do jejum intermitente para a saúde são devidas a melhorias nos níveis hormonais, estrutura celular, e expressão genética.

Os níveis de hormonas de crescimento humano aumentam enquanto os níveis de insulina diminuem à medida que se jejua. As células do corpo também alteram a expressão genética e activam processos críticos de reparação celular. O jejum intermitente ajuda a navegar na íngreme montanha-russa da menopausa. Se sentir exaustão, tolerância à insulina, ou aumento de peso em consequência da menopausa, talvez queira tentar.

Funções de jejum intermitente em todos os lados do cálculo das calorias. Aumenta a taxa metabólica (calorias gastas), diminuindo assim a quantidade de alimentos consumidos (reduz as calorias).

Nas últimas décadas, a diabetes tipo 2 tornou-se extremamente disseminada. Os níveis elevados de açúcar no sangue no sentido de resistência à insulina são a característica mais proeminente. Algo que reduz a tolerância à insulina e protege contra a diabetes tipo 2 pode ajudar a baixar os níveis de açúcar no sangue. Verificou-se que o jejum intermitente tem benefícios significativos para a tolerância à insulina e resulta numa diminuição significativa dos níveis de açúcar no sangue. Foi demonstrado que o jejum intermitente reduz o açúcar no sangue em jejum de 3 a 6% e a insulina em jejum de 20 a 31% em ensaios em humanos.

O jejum intermitente tem várias vantagens para a saúde, tanto para o corpo como para a mente. Vai ajudar a perder peso, ao mesmo tempo que reduz as hipóteses de desenvolver diabetes tipo 2, insuficiência cardíaca, e cancro. Pode mesmo ajudá-lo a ter uma vida mais longa.